48手ヨガ

江戸遊女に学ぶ
女性ホルモンと体力活性法

日本女性ヘルスケア協会長
鈴木まり

駒草出版

序章

ストレス・加齢に負けないカラダをつくる

私は女だし、
女であることを楽しんでるわ。
――マリリン・モンロー――

生理痛は「当たり前なもの」ではありません

卵胞ホルモン（エストロゲン）は、女性にとってはもう聞き慣れた名前ですよね。いわゆる〝女性ホルモン〟の代表です。

女性らしい**〝ボンキュッボン〟**な体型をつくり、妊娠の準備をする役割があります。妊活中の方は特に意識しているホルモンではないでしょうか。

そのほか、**自律神経を安定させてイライラや不安に陥らない役割や、代謝を上げて血流を良くして肌に潤いとハリを生み出すという美容にも嬉しい働き**があります。

ただ、女性ホルモンに限った話ではないですが、ストレスや過労が原因でホルモンの分泌が阻害されて、色々なカラダの不調・変化を経験したことのある方は多いはず。

私は*アーユルヴェーダサロンのセラピストとして、これまで５０００人を超えるお客様と接してきました。

私のサロンへは、単に美容目的でいらっしゃるという方は実は少なく、皆さんそれぞれ、不妊治療、生理不順や子宮筋腫、更年期障害などの婦人科疾患、うつ、パニック症、めまい、耳鳴りといったストレス症状などのお悩みでいらっしゃいますが、その多くは「病院に行くほどではないが体調が良くない」という方々です。

それは、アーユルヴェーダが免疫・治癒力を高めて、自分のカラダは自分で治すという、体質改善を目的としているためです。

そうした皆さまと日々接していると、次第に統計のようなものが見えてきます。

例えば、女性は27～28歳の頃から、婦人科系のお悩みが増えてきます。生理が止まる、生理不順、生理前のイライラ、無排卵、不妊などもそうですね。

私のサロンにいらっしゃる方の9割が生理痛や生理前症状を持っている上に、それが当たり前だと思っているのです。

ですがこれは決して「当たり前なもの」ではありません。

原因のひとつには、やはり女性ホルモンのバランスの乱れにあります。

特に昨今、女性の社会進出が進み、ストレスからホルモンバランスを崩してしまう方が増えています。バランスが崩れるということは、自然の元あるべき状態ではなくなるわけですから、婦人科系のお悩みだけでなく、カラダの冷え、体重の増加などにも直結していきます。

＊**アーユルヴェーダ**　インドで生まれた5000年以上の歴史を持つ世界最古の伝統医学。問診、舌診、脈診などで体質診断し、オイルマッサージや解毒のためのプログラム、食事療法などで不調和を改善していく治療法。予防医学として世界保健機構（WHO）がその効果を正式に認めている。

ホルモン治療で10キロ太った、私の超絶体験

少し私の話をさせてください。

実は私自身、生理が始まった頃から生理痛が重く、ホルモンバランスを崩してばかりでした。

中学高校になると、成長期に合わせてホルモンバランスの崩れからくる湿疹が顔や首元、乳輪にひどく出てしまい、それは大学生になっても続きました。平熱も35・4度と低く、いつも「顔色が悪い」と心配される日々。いつも冗談ばかり言ってガハガハと大きな声で笑っている「元気印のラテン女」な今の私しか知らない方には「信じられない！」といつも驚かれますが、実際のところ、「健康」だった子ども時代の記憶がありません。

26歳の頃には「働きすぎ」という理由で、女性ホルモンであるエストロゲンの数値が著しく低下、黄体ホルモンが過剰分泌し脳腫瘍を疑われ、30歳になった時には閉経。

3年間のホルモン治療では、体重が一気に10キロも増え、洋服も全部買い替える羽目になり、久々に会う友達はさすがに絶句していました。

さすがにヤバイと焦り、糖質制限などの食事制限をしたり、30万円もする痩身エステの契約をしたりしましたが、2~3キロ落ちてはまた戻るのを繰り返し、結局リバウンド。ジムで黙々とストイックに運動するのは昔から苦手なタイプで、飽きっぽく何をしても継続できません。

太って痩せなくなった以外にも、薬の副作用でむくみや頭痛、倦怠感《けんたいかん》などもひどく出てしまい、それはそれはとても辛い経験でした。

ホルモンバランスを崩すと、身体的にも精神的にも経済的にも痛い！

もう薬の副作用はごめんだ！

ホルモンバランスを整えて体質改善できるものを！

という思いから、以前から学んでいたアーユルヴェーダに加え、中医学や漢方など東洋医学について学び、「女性ホルモンを整え、増やすストレッチ」をコンセプトに、太極拳やヨガを基盤にした**「ジョホレッチ」**というエクササイズを開発しました。

ジョホレッチは「女性ホルモン＋ストレッチ」を略した名称で、その名のとおり女性ホルモンと密接に関係する自律神経のバランスを整え、ホルモン分泌をサポートするエクササイズになります。

このジョホレッチを、私がもともと行っていたダンスレッスンに少しずつ組み込んだり、プライベートレッスンで生徒さんのカラダの悩み解消に設計したりという活動をしていたところ、**「生理痛がなくなった」「生理周期が整った」「冷え症が改善した」「むくみがなくなった」「閉経後に生理が再開した」「肌ツヤが見違えるほど良くなった」など嬉しいお言葉を沢山いただくようになりました。**

これがいつしか口コミで評判を呼び、雑誌やテレビ、ネット記事でもちょいちょい取り上げられるようになり、映像化した『ジョホレッチエクササイズＤＶＤ』はAmazonのスポーツ・フィットネスＤＶＤのカテゴリで1位になるなど、ご好評をいただきました。

こうして現在、セラピストの傍ら、ジョホレッチインストラクターとしても活動しています。

春画展で見た「大江戸四十八手」の衝撃

このジョホレッチをより効果的なものに改良・パワーアップさせるべく（具体的には従来のジョホレッチでは弱かった「体力の強化」と、更なるホルモン分泌を加えられるエクササイズはないものか）と日々探求しているうちに行き着いたのが、本書のテーマである「四十八手」でした。

私がその存在を知ったのは、ちょうど目白の博物館・永青文庫で開催されていた春画展へ足を運んだ時のことです。

四十八手とは「大江戸四十八手」ともいい、江戸時代に流行したという48種類に及ぶ男女の所作、つまりセックスにおける体位のことですが、**春画に描かれたソレはなんともアクロバティックで、女性の開脚シーンはまるでヨガを連想させ、脚を上げて体幹を支えたり、カラダを反らしストレッチするその仕草、所作がものすごくセクシーでエロい。**

でも単にエロいだけでなく、江戸の恋愛情緒も溢れている……。

浮世絵展などで春画は何度か見てはいましたが、この春画展の展示はあまりに衝撃的で、思わず3度も足を運んでしまいました。

来場客は老若男女問わず、6割が男性で4割が女性、皆さんガラスケースギリギリまで顔を近づけて食い入るように見ていました。この春画展にはなんと21万人が訪れ、「春画元年」と言われるほどの一大ブームとなりました。

時代を超えた春画の魅力にすっかりハマってしまった私は、これはジョホレッチに活かせるのではないかと直感的に閃き、家に帰って早速、四十八手の所作をヨガとしてアレンジ。これを「48手ヨガ」と名付け、試しにひとりで48項目をすべて通してやってみたのです。

四十八手の所作というのは、試してみると激しいものではなく、**リラックスしながら効率よく筋肉にアプローチ**できる上に、「回す、ねじる、伸ばしきる」といった動きがジョホレッチに共通しますし、コンセプトもピッタリだったのです。

「睡眠の質の向上」だけでなかった驚きの効果!

試してみて、まず一番初めに実感したのが**「睡眠の質の向上」**でした。

お風呂上りにベッドの上で行うと、なんとも気持ちがいい!

冬でも足先までカラダがポカポカし、全身血が巡っている感じがして、呼吸も深くなり、入眠がとてもスムーズで朝までグッスリでした。そして、早起きが苦手な私が朝にスッキリ目が覚めたのです。

質の良い睡眠は、自律神経を整え、内臓を活性化し、ホルモン分泌を促すのには欠かせない絶対的な要素です。

更に、股関節周りのストレッチや、しゃがむポージングは、下半身全体の筋肉を強化し、全身の血液のポンプ作用を高め、血巡りもアップします。もちろん、女性ホルモンの源である子宮力も高めてくれます。全身の巡りが良くなれば平熱も上がり、自己免疫力も高まります。

そして何より驚いたのは、私自身それまで**10キロも膨れ上がっていたカラダは、48手ヨガを開始してから6ヶ月で完全に元に戻り、体脂肪も体重に比例して9パーセント減。更には、通常50あれば十分といわれるエストロゲンの数値がなんと１９４・９と驚くほど分泌されるようになったのです。**

正直、信じられないほどの効果に、私自身ただただ驚くばかりでした。

こうして、満を持して48手ヨガをジョホレッチのレッスンに組み込み、生徒の皆さんに試してもらったところ、

「便秘なのに翌朝モリモリ出て、お腹がペッタンコになった」

「平熱が35度台から36度台になって、風邪をひかなくなった上に疲れにくくなった」

「めちゃめちゃ汗が出るようになって半年で5キロ痩せた」

「生理前のイライラがなくなって生理痛が楽になった」

「48手ヨガを始めてから、モテ期が来ている気がする」

「パートナーとのセックスの回数が増えた」

と、従来のジョホレッチにも増して沢山の嬉しいお声をいただくようになったのです。

更に、妊活中だった方は何名か妊娠出産もされました。

体力も女子力もアップ、性生活も向上する

それから、ヨガとしての効果だけでなく、〝四十八手〟に学んだものがもうひとつあります。

それは、いかにも〝四十八手〟らしく、「性愛」についてです。

私のサロンやプライベートレッスンでは、先に挙げた生理痛や不妊、更年期など女性ならではのお悩みだけでなく、実は、「性」に関するお悩みも日ごろ多くいただいています。

初めに病歴や日頃気になる症状などをカルテに記入していただき、その後、簡単なカウンセリングをするのですが、どんな方でも多かれ少なかれ、人には話しにくい悩みや気になっていることがあるものです。

「私の悩みは恥ずかしい悩み」という意識をなくしてほしいという思いから、なんでもざっくばらんにお話していただけるような環境づくりは常に心がけていることのひと

つです。

私はお話を伺いながら、その方の髪の毛の組織、皮膚組織、ボディバランス、顔のパーツのバランス、お話する声のトーンやスピード、舌の色など瞬時に診ます。これは、アーユルヴェーダにおける体質診断では欠かせないもので、そこで大体の体質を診断し、出やすい症状や陥りやすい生活の癖などの仮説を立てます。

例えば、「声が低くゆっくり話す方で、肌は白くきめ細かい、髪の毛は太く厚く全身ぽっちゃりしている」という方は、「甘いものや粘り気のあるものを好んで食べ、お尻が冷えている、水分代謝が悪くむくみやすく花粉症などのアレルギーも出やすい、環境変化が苦手で物事に執着しやすい」といった感じです。

そして、お尻周りを温めていくものなど、その方の体質ケアになるポーズを組み合わせてレッスンを進めていくのですが、ポーズをとる時も、例えば股関節が固く開脚が苦手な方には、開脚ポーズをしながら、

「股関節のリンパを流すために、このポーズを1日1回やってみてください。10日くらいで股関節が柔らかくなって、〝エッチ〟の時に脚が攣《つ》らなくなりますよ」

とお話しをします。

すると、生徒さんは一瞬ハッとした顔をして、

「なんで分かるんですか〜！　実は先日脚攣ってヤバイと思って、今日予約しました（苦笑）」

　といった返事が来ることがしばしばあります。

　その他には、手術後の方や腰痛持ちで下半身の筋肉が弱い方には、

「動く範囲だけでいいので、毎日肛門を締めながら腰を前後にゆっくり反らす動きをすると、腰痛ケアだけでなく、子宮や膀胱を支えている骨盤底筋という筋肉が鍛えられ、尿漏れの予防になって膣の締まりも良くなりますよ」

　とお話したり、

「このポージングのポイントは、ただ首を横にねじるのではなく、逆側のほっぺを相手に魅せるように意識してねじると、首筋のラインを凄くセクシーに魅せることができるので、デートの時に使うとモテますよ」

　など、日常に使えるポイントなども提案しつつ、普段皆さんが口にしにくいような事を敢えて私が口にしたりします。すると、

「え？　この人ぶっちゃけてる……話しても引かれないかも？」

　と心の声が聞こえた後、

「実は膣の締まり、凄く気になっていたんです」

「足腰が弱ってセックスが苦痛で……」

などから始まり、スイッチが入ると女子トーク炸裂（笑）。芋づる式に積もりに積もっていた様々なお悩みが次々に湧いてくるのです。

もともとはレッスン中、生徒さんが真剣になり過ぎて顔がこわばって眉間にシワが寄ってしまう方が多いので、笑わせながらやる気を引き出そうと思って始めた発言でしたが、気が付いてみると、引き出されたのはやる気だけではなく、「性の悩み」でした。

普段からこんな話をしながらゲラゲラと笑っているので、これが「元気印のラテン女」と呼ばれる理由かもしれません（笑）。

さて、そういった中で多いお悩みといえば、

「膣の締まりってどうすれば鍛えられるの？」

「パートナーが途中で萎える、または一度しかしてくれず、自信喪失になる」

「少しでもセクシーにキレイに魅せたい。体型をカヴァーする魅せ方ってどうすればよいの？」

「筋力と潤滑がなくなってきてセックスが苦痛。騎乗位とか開脚が無理なのでボディーケアをどうしたらよいか」

「セックスレス過ぎてストレスが溜まる。発散法を知りたい」

などです。このようなお悩みも解決するべく、四十八手のひとつひとつの所作を分析し、より効果を高めるためにアレンジを加えたのが、この「48手ヨガ」なのです。

48手ヨガは股関節を存分に開放し、お尻の筋肉である殿《でん》筋や、いわゆる「膣の締まり」を良くする骨盤底筋や括約《かつやく》筋など、主に下半身の筋肉が鍛えられますので、「騎乗位が苦手」「膣の締まり」などのケアにも効果的な方法といえます。

また、48手ヨガによって筋力をつけることで自分のカラダを支えられるようになると、自分のカラダを支えてくれるパートナーの負担が軽減され、パートナーのパフォーマンスも上がり、より良い性生活の向上につながっていくことでしょう。

48手ヨガをやり進めるにつれ、きっとその効果を実感していただけます。

第1章では、江戸時代に一大ブームを巻き起こした「四十八手」とは一体どこからきた何者なのか、そのルーツを明らかにするとともに、48手ヨガを続けると一体何が起こるのか、その驚きの効果をご紹介いたします。

第2章は実践編です。1手~48手まで全てのポージングのやり方とポイント、得られる健康効果や美容効果を紹介していきます。

第3章では、「膣を締める」「便秘解消&ダイエット」「バストアップ」など目的別にそのトレーニング法をご紹介しています。それぞれ1回につき6～12分ほどのエクササイズですので、忙しい方やピンポイントで効果を得たい方にオススメです。

48手ヨガはベッドや布団の上で「寝ながらできる」ケアですので、「運動が苦手」「体力に自信がない」という方にも楽しみながら行っていただけるエクササイズです。

自分のカラダは自分で治す。自然の元あるべき姿にカラダを戻す。そして〝心とカラダを満たし〟人生をよりよく豊かなものにする。

本書がその一助となってくれることを願っています。

48手ヨガの目的・効能

1、上手にリラックスをしてホルモンバランスを整える。
2、大きな筋肉を刺激し体力強化。
3、ストレスを発散させる。
4、ストレッチとリンパケアでしなやかなカラダをつくる。
5、セックスの所作を取得し、パートナーとのラブワークを充実させる。

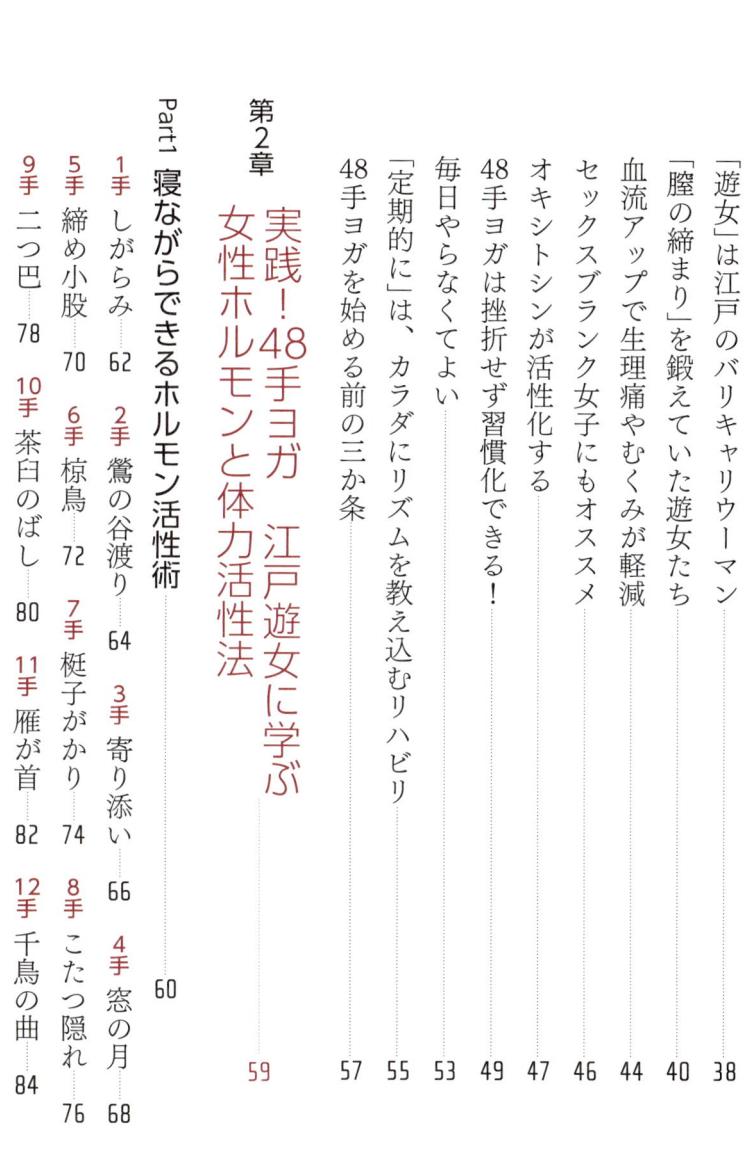

本を開いたままエクササイズしていただけるように、
「パカッと開きやすい」製本にしました。

第 1 章

“48手ヨガ”で
カラダに何が起こるのか

宗教無き科学は欠陥であり、
*科学無き宗教は盲目である。**

——アルベルト・アインシュタイン——

＊何事も、たったひとつの分野からだけでは真理に欠ける。
現代医学と東洋医学もふたつで一人前だと思うのです。

48手ヨガで代謝スイッチ、オン！

女子の永遠のテーマ、ダイエット。

48手ヨガを始めて私自身、何より驚いたのがこの〝ダイエット効果〟でした。

始める前の私は高値安定の56キロ、体脂肪率は28パーセント。毎日深夜にお酒とお菓子が欠かせないという自堕落生活……。

しかし4ヶ月を過ぎたあたりから、会う方々に「痩せた？ 痩せたよね？」と言われ、久々に体重計に乗ったら、なんと51キロに!! しかも、顔の肉も取れて、埋没していたまつ毛の生え際がようやく顔を出して、まつ毛が伸びていた！ 更に、横に幅を利かせていたスカートが、縦に幅を利かせるようになって、スカートの丈も伸びていました(笑)。

なぜ自分で気がつかなかったといえば、一切制限していなかったからです。

そのころ私は、48手ヨガのポージングをジョホレッチに取り入れたグループレッスンを月に2回、1回あたりおよそ50分ほどで行っていて、私も一緒に生徒さんたちにお手本を見せながら動いていました。ムチムチのカラダはベリーダンスには適していて、それまでは敢えて少し太ろうとしていたので、特にダイエットしていたわけではなかったんです。相変わらず夜中にお菓子食べてワインがぶ飲み。

当時は、48手ヨガもまだ研究段階でしたし、ダイエットに効果があるとは思っていませんでした。

驚いたのは56キロから51キロまで落ちたその後です。代謝のスイッチが入ったようで、どんどん落ちてゆく……。その**2ヶ月後にはなんと48キロ台に！ 体脂肪率が20パー切ったのは20代の頃ぶり！**

女性ならではの悩みである、**「痩せるときはおっぱいから（泣）」もありませんでした。むしろ、アンダーだけ痩せたので1カップサイズアップしました。**

そして現在、食事制限はしていないのでもちろんリバウンドもない上に、更に46キロ台突入。ちょいビビり始め、これより落ちないように意識して食べるようになりました。

20代の頃の体質に完全に戻ったような感覚です。

私の場合、代謝スイッチと、怠けカラダスイッチの境界線が51キロだったようで、51キロオーバーだとちょっと食べただけですぐ体重が増えてしまいますが、51キロ以下だとまぁまぁ食べても太らないし少し動くとすぐ痩せる。自分のカラダを改めて理解しました。

ならば、久々に女性ホルモン検査を受けてみようと、数年ぶりに採血に行ってみました。

すると、**女性ホルモン代表の卵胞ホルモン（エストロゲン）が194・9とハイスコア！**

これには婦人科の担当医も笑っていました。通常、50あれば十分といわれるホルモンです（私のそれまでの卵胞ホルモン数値は55程度でした）。

先生に「高すぎても問題なのでは？」とお伺いしたところ、

「更年期になると、ホルモンバランスを崩してカラダが『ホルモン足りない！』と勘違いして一生懸命出そうとするのだけど、その原因となる、ＬＨ（黄体形成ホルモン：通常10以下が正常）とＦＳＨ（卵胞刺激ホルモン：通常15〜20以下が正常）が低いので全く問題ないし、むしろとても良いですよ」

との事でした。しかも、それだけでなく、中性脂肪と悪玉コレステロールも低く、善玉コレステロールが多めなので良いとの事。

血管を映像で見てもらうと、上位5パーセントに入るお手本になる毛細血管と血流の良さだとお褒めの言葉もいただきました。エストロゲンは代謝も上げますから、こちらにもやはり影響があるのでしょう。

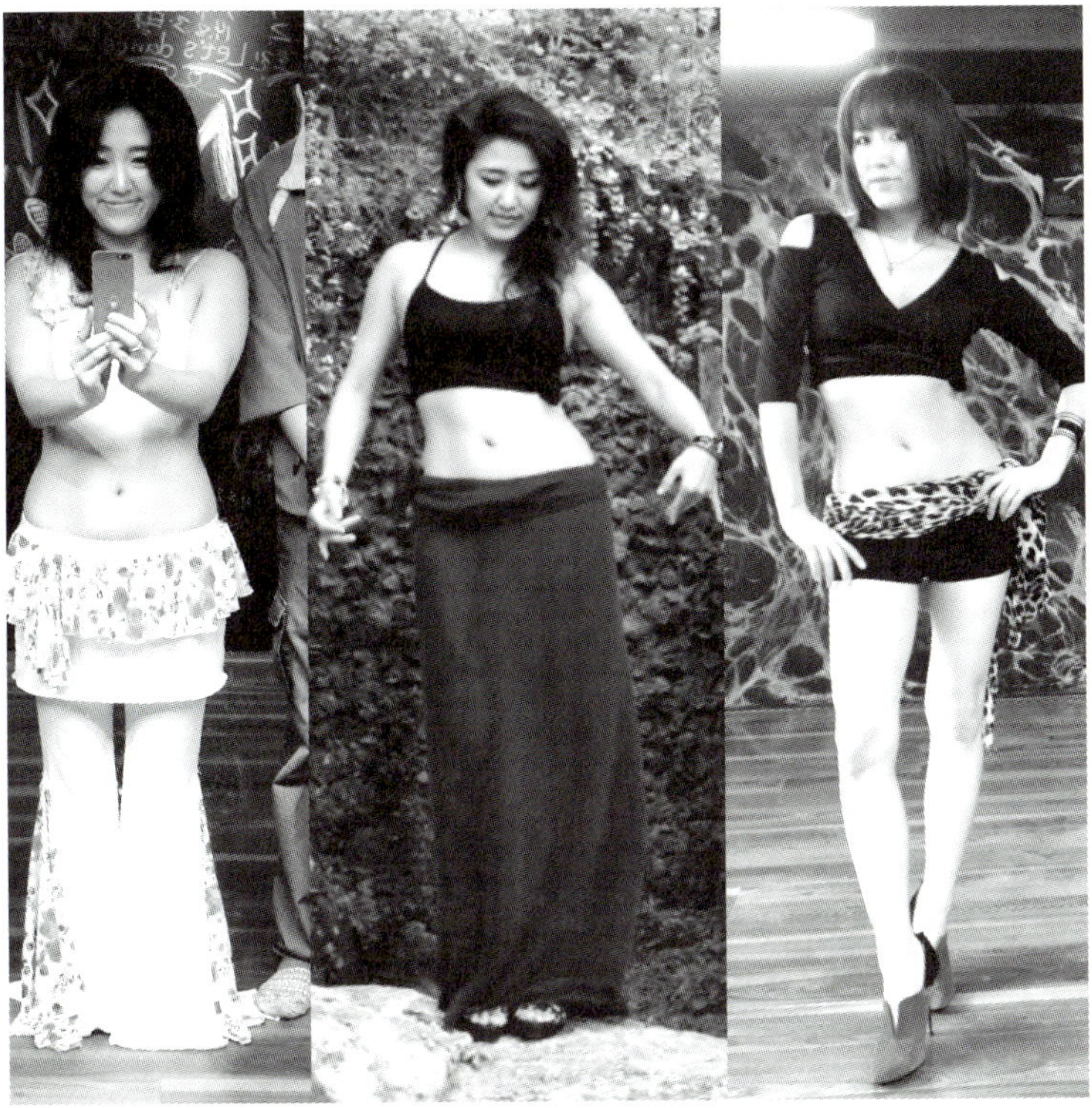

食事制限一切なしで10キロ減

写真は3枚とも著者。閉経・無排卵でのホルモン治療から5年間ほどは56キロ体脂肪28％（左）。48手ヨガを取り入れたジョホレッチ開始から3ヶ月ほどで51キロ体脂肪25％（中）。48手ヨガ本格導入後、半年ほどで46キロ体脂肪19％（右）。その後現在まで食事制限も一切なくリバウンドなし。“女性ホルモンは、代謝を上げて太りにくくする”というのは本当かもしれません。

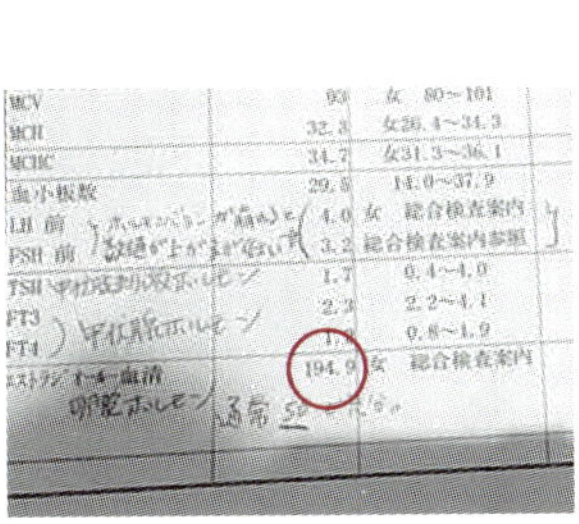

MCV	93	女 80~101
MCH	32.3	女26.4~34.3
MCHC	34.7	女31.3~36.1
血小板数	29.5	14.0~37.9
LH 前	4.0	女 総合検査案内
FSH 前	3.2	総合検査案内参照
TSH	1.7	0.4~4.0
FT3	2.3	2.2~4.1
FT4	[illegible]	0.8~1.9
エストラジオール-血清	194.9	女 総合検査案内

エストロゲンの数値が4倍に上昇

エストロゲンの数値が高くならなければならない卵胞期（生理から排卵までの時期）にも数値が上がりきらず、55くらいと平坦だったのが、48手ヨガ導入後半年ほどでなんと4倍の数値に。

卵子の形が綺麗な真ん丸に！

不妊でお悩みだった生徒さんから、48手ヨガを取り入れたジョホレッチを始めて計1ヶ月ほどで卵子の形が見違えるほど美しくなり、めでたく妊娠したというご報告をいただきました。

ご丁寧に、卵子の画像付きでその変化をレポートいただきましたのでご紹介させていただきます。

最初の写真は、ジョホレッチを始める前の採卵の写真です。

卵子の形が丸くないことがわかります。この採卵で成長した受精卵を移植しましたが着床せず、採卵を1周期お休み。ただ落ち込んでいても仕方ないと思い、自分でできることを！　と、次の採卵まで2週間、**ジョホレッチを毎日10分だけ続けたそうです。**

次の写真は2回目の採卵。前回の卵子と比べるとかなり綺麗な丸の形に整ったことがわかります。しかし、この時の受精卵は成長が遅かったので、次のクールにもう一度採卵することに。この間も毎日10分間、ジョホレッチを続けたそう。

そして3回目の採卵。**すごく綺麗な真ん丸の卵子で、医師から「とても質が良いです**

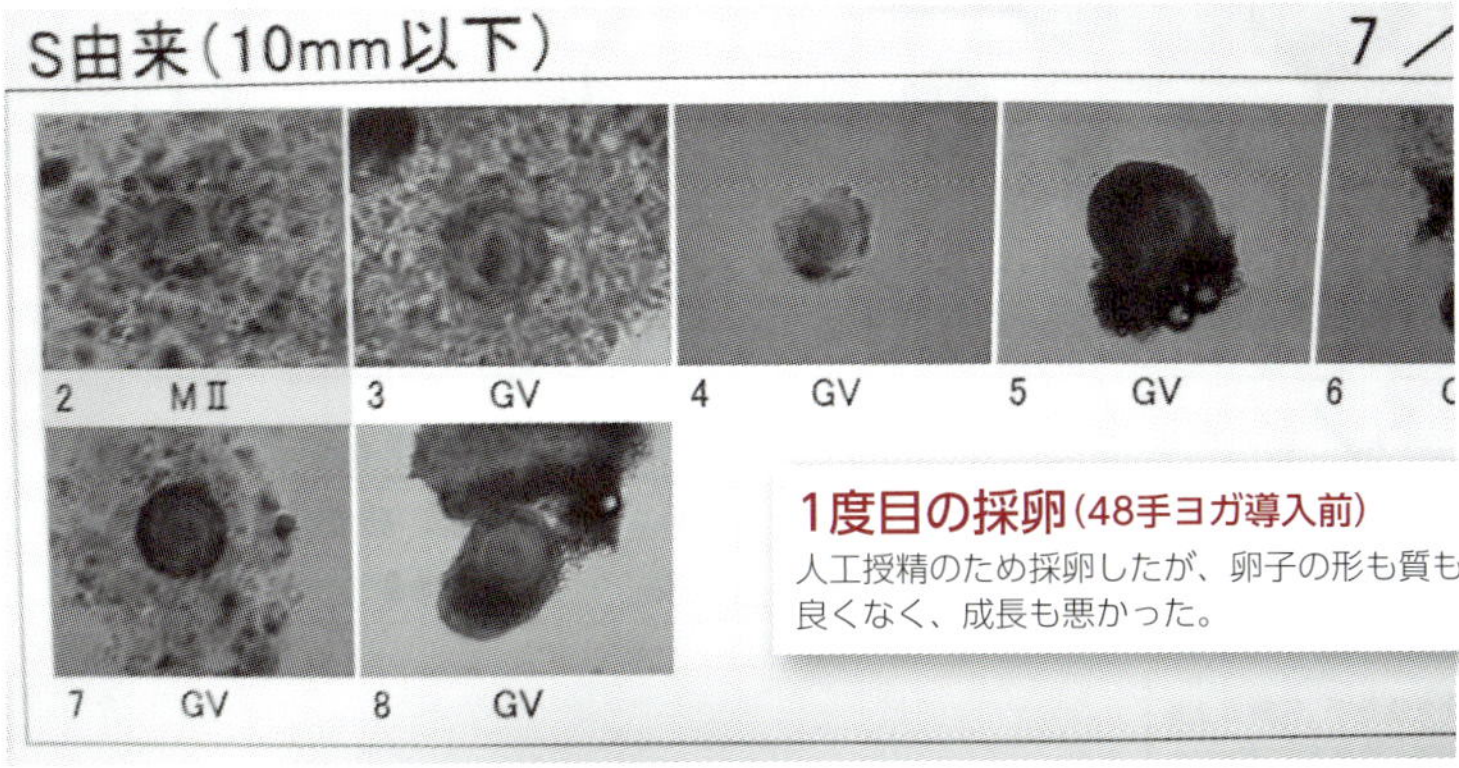

1度目の採卵（48手ヨガ導入前）

人工授精のため採卵したが、卵子の形も質も良くなく、成長も悪かった。

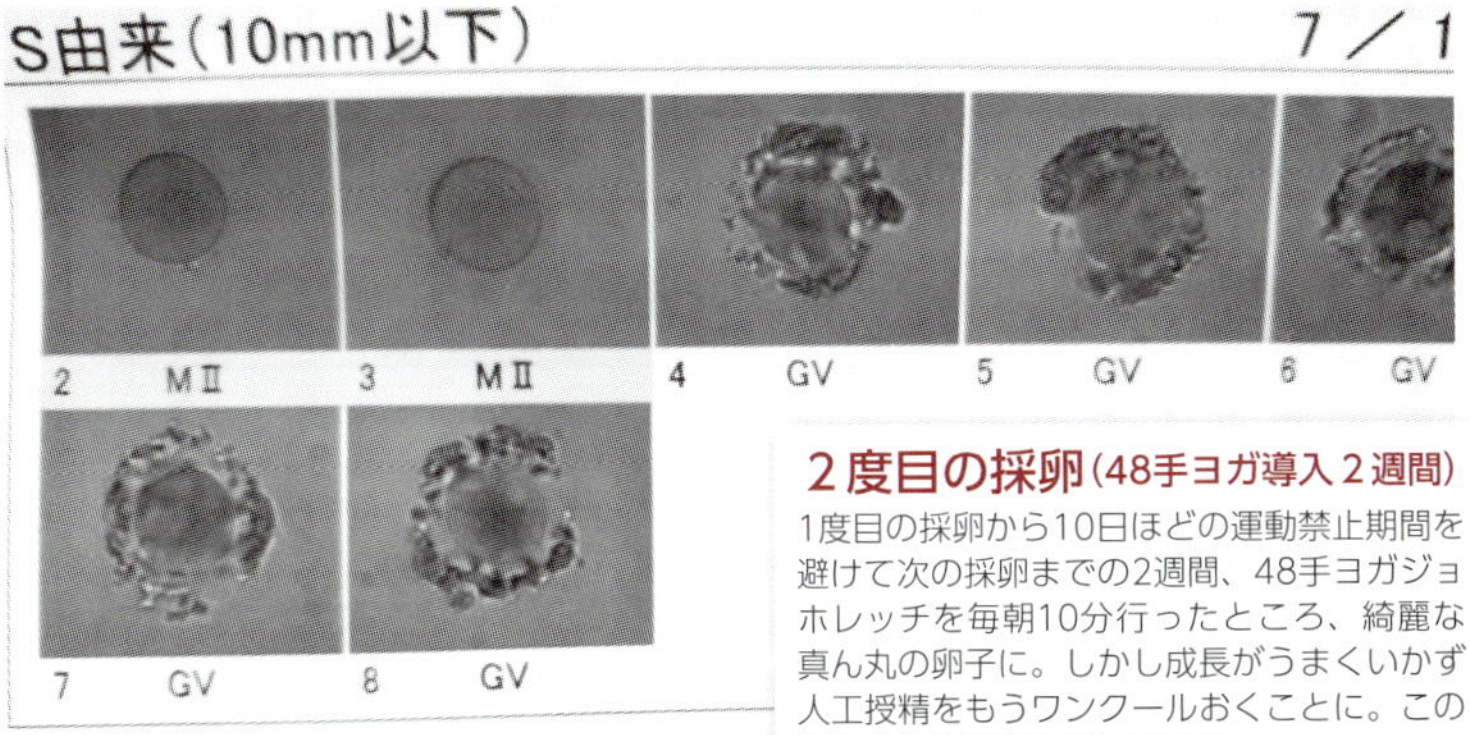

2度目の採卵（48手ヨガ導入２週間）

1度目の採卵から10日ほどの運動禁止期間を避けて次の採卵までの2週間、48手ヨガジョホレッチを毎朝10分行ったところ、綺麗な真ん丸の卵子に。しかし成長がうまくいかず人工授精をもうワンクールおくことに。この頃から生理周期も整ってきた。

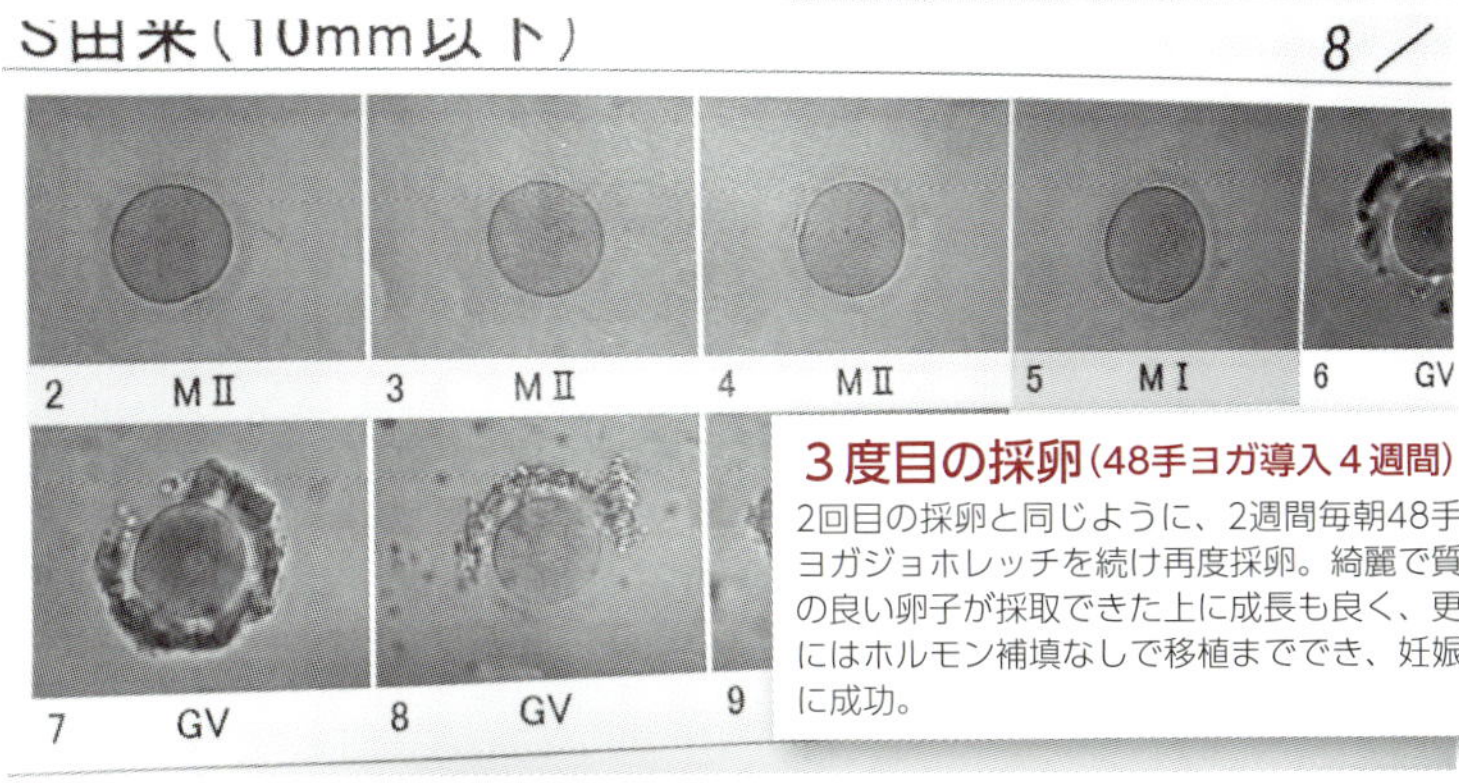

3度目の採卵（48手ヨガ導入４週間）

2回目の採卵と同じように、2週間毎朝48手ヨガジョホレッチを続け再度採卵。綺麗で質の良い卵子が採取できた上に成長も良く、更にはホルモン補填なしで移植までででき、妊娠に成功。

ね」とお褒めの言葉。そしてこの子を無事に身ごもったのです。2回目と3回目では卵膜の厚さも違いますよね。排卵誘発剤は使ったそうですが、飲み薬のみで本来使用する量の8分の1とのこと。

妊娠中も無理のない範囲でジョホレッチを続け、そのおかげかなんの問題もなく母子ともに健康に妊娠生活を送り、無事出産されました。

男女間の性愛は古来「養生法」だった

さて、48手ヨガの効果については後ほどたっぷり語ることにして、ここでは本家の〝大江戸四十八手〟について、その歴史を紐解いてみましょう。

四十八手というと卑猥なイメージを連想される方も多いかもしれませんが、そのルーツをたどると、決して「俗なもの」ではなく、「養生法」だったということが分かります。

「男は正しく仰向けに寝て、女はひざまずいて男の上に尻をのせ、玉茎をごく深くまで差し込む。女は六十三回腰を動かし数え終えたら止め、これを日に七回行うと生理不順が十日で治り、さらには男を強くする」（『医心方《いしんぼう》』房内編第十六章「八益」）

これは日本最古の医学書といわれる『医心方』の一文ですが、実はこういったものが〝四十八手のルーツ〟となっているのです。

そもそも日本の医学の歴史には、「世界最古の医学」といわれる「アーユルヴェーダ（＝生命の科学）」と「ヨガ」が深く関わっています。

現在伝わっているヨガには様々な種類がありますが、基礎となっているのは陰陽のバランスを整えるための「ハタ（＝太陽と月を意味する）ヨガ」です。

さらには、アーユルヴェーダから派生した学問には、男女間の性愛法や手練手管《てれんてくだ》のノウハウが記載された「カーマスートラ（＝愛の教え）」という《性愛学》があり、それを具体化したものに、「タントラ（＝織物を意味する）ヨガ」という男女ペアで行うヨガがあります。

《男は陽、女は陰》とされていますから、物理的に陰陽ペアになり、《気の受け渡し》をしながら陰陽のバランスを整えることを目的とし、これが性典やセラピーのルーツとなったものと考えられています。

タントラヨガは《ペアでお互いの気の受け渡しを行うもの》ですが、手と手を取り合うセラピーのようなものや組体操のようなものも含め１９２種、その内、性愛の体位については64種類のポーズがあるといわれています。

「アーユルヴェーダ」や「ハタヨガ」などの医学、「カーマスートラ」や「タントラヨガ」の性愛学は、仏教と共にインドから中国へ渡りました。

　そして中国では、医学、養生法、性愛学がまとめられた「中医学」が発展。さらには、『洞玄子《どうげんし》』などの性愛における道教書も誕生しました。

　その中医学や性愛における道教書はやがて日本へ渡り、現在国宝に指定されている『医心方』という日本最古の医学書となりました。そして、この『医心方』を基に、皆さんご存知の「漢方」が日本独自の医学として発展したわけです。

『医心方』には各病気の治療法だけでなく、食療法、美容法などのほか、「房内（＝ベッドルーム）編」という性愛に関する巻もあり、これが冒頭で紹介した通り、四十八手の元ネタとなったのです。

「房内編」には、勃起障害などの性器の疾患を治療する薬の配合や、陰陽が最も活発になる4月10日は性交をしてはいけないなどの禁止事項の他、冒頭でもご紹介した通り、各体位が「処方」として記載されています。

　例えば、「千鳥《ちどり》（１０２ページ）」の体位では、

「男は挿入し八十一回ピストン運動をし、終えたら止める。これを日に九回行えば九日で女の陰部の悪臭が治り、男を強精にし体調を整える（男性は射精しないことが前提）」

といったように婦人科の症状を治すためのものや、不妊や月経不順を治療するための体位と方法、骨を強くするための体位と方法、不老長寿やアンチエイジングのための体位と方法といったように、セックスを楽しむためのものではなく、治療法としての各体位と方法が、男女の版画図を添えて記されているのです。

「正しい性愛法は万物を調和させ、子孫繁栄にまつわる行為であるので、人としてこれに勝るものはない」

と考えられ、更には、

「男性は女性がリラックスし温まるのを待って行為を行い、射精するのも女性がオーガズムに達してから、または同時に達するのが良い」

とされ、**愛情をもってするのが《精神と肉体の調和》となり望ましい**というのです。

つまり、**四十八手のルーツはインド、中国から渡ってきた「パートナーを労わりケアする思いやり」の性愛学の教えであり、決して欲望を発散するためのものではなく、「万病を治す技法」と位置付けているタントラヨガだということです。**

東洋医学では「気血同源《きけつどうげん》」と考えますから、単に欲にかられた激しい動きは気を消耗し、精神を乱し、血巡りを悪くするので、健康に良くないという考えもあるのかもしれません。

このように、日本には「性愛」について古くから伝わる、素晴らしい教えがあるのです。

日本の性教育では、避妊のしかたや性病の時の連絡先は教わっても、一番大切な「性愛への向き合い方」までは教えてもらえませんのでとても残念に思います。「本来の性愛とは相手への思いやり」という根本的なところをしっかり教育してくれたら、性暴力などで傷つく人がひとりでも減るのにと思わずにはいられません。

「四十八手」は医学とメンタルセラピーの融合

「性典はインド、中国から渡ってきた養生法」ということは前述しましたが、ではなぜそこから現在のポルノや春画などでも知られる〝大江戸四十八手〟へと発展したのでしょうか。

その始まりは「一向一揆」にあるといいます。

戦国時代、厳しい環境にあった民は、死への恐怖、劣悪な生活環境などのストレスから、一向宗の阿弥陀信仰に癒しを求め、極楽浄土に欠かせない「四十八願＝四十八の条件」と、「生きる喜びを得たい」という強い想いが「性への解放」に重なっていったといいます。

不安が大きければ大きいほど「人のぬくもり」や「愛情」を求めるということはごく自然のことですよね。しかも性愛の間は《幸福ホルモン》によりストレスから解放されるので、性にそれを求めたということは、よほど過酷で辛い生活を強いられていたのだと想像ができます。

戦国時代が終わり、江戸時代に入ると少しずつ状況が変わってきます。「性愛養生法」は、「男と女の色恋の情」として認知されていくようになります。

西洋思考が輸入される前の事ですから、性への開放具合が半端ではありませんでした。男性女性、既婚独身関係なくボーダレスに恋愛を楽しんでいたようで、それにはペリーも激怒したそうです。性愛に関して曜日も回数も、体位も制約があり、更には、楽しんではダメなど、アジアとは真逆にある厳格なクリスチャンにとっては、とてもショッキングな光景だったことでしょう。

室町時代頃から相撲における決め技の種類を「四十八手」と呼んでいたそうですが、日本人には「縁起のいい多くの数」という意味で「48」という数字を使う伝統がありました。

この伝統が始まったのは室町時代で、定着したのは江戸時代です。

大岡越前で知られる大岡忠相《ただすけ》がつくった「町火消し」のチーム数をはじめとして、「四十八滝」や、「いろは歌四十八音」などの場面で「48」が使われるようになったのです。

そんな48ブームの中に江戸の「粋な遊び心」が加わって、「見返り美人」の浮世絵師・菱川師宣《ひしかわもろのぶ》が、『恋のむつごと四十八手』と題して春画を発表したのでした。

これがベストセラーとなって「色もの遊び本」へと拍車がつき、江戸の男女の間で大流行。なんと、嫁入り前の娘のための「性教育の教科書」としても使われていたそうです。

私も何度か春画展へ足を運びましたが、男性のイチモツの大きいこと！（笑）。心の中で「嘘つけ！」と叫びながらも毎回じっくり見ているのですが、このE大なイチモツも重要な要素だったようです。

それは、ずばり「笑い」です。どの時代においても、「笑い」は一番の心の治癒力です。

川柳にも詠われた四十八手

その大江戸四十八手ブームを物語るものとして、次のような川柳が残っています。

＊四十八手にころりする客
＊四十八ひだとはよくもかぞへたり

いずれの川柳も、遊女たちの呆れ顔が目に浮かぶような内容です（苦笑）。「四十八手にころりする客」は、四十八手をしてやると、あっけなく〝ころり〟と心変わりする客、または、〝ころり〟とイッてしまう客。自分を愛してくれるよりも〝流行り〟の四十八手やりたさに来ては満足して〝ころり〟となる客に、「そんなもんかい」と遊女たちの冷めた心が読んで取れます。

「四十八ひだとはよくもかぞへたり」となると、もはや悪口に聞こえてきます（笑）。遊女の気持ちなどはお構いなしに、春画絵を開きながらでしょうか、四十八手を一から順に数えながら進めるのに夢中になる殿方、それに呆れながら付き合う遊女。ようやく四十八手の最後までいくと、「まったく、よく数えたもんよ！」と遊女の半ギレの声が聞こえてくるようです。

春画がベストセラーになったお陰で、「いざ試さん！」とばかりに、連日のように男たちが張り切って遊郭に通う姿と、それに呆れ果てた遊女の姿が目に浮かびます。

「四十八手を春画で練習した」などといった内容の文献は見当たりませんが、お客のニーズがあればそれを学ばなければならないのもまたプロの商売人。他の遊女に負けまいと、お客を「ころり」とさせる技を習得していったことでしょう。それにしても、「四十八数えて〜」とは本当に呆れたものです（苦笑）。

「遊女」は江戸のバリキャリウーマン

「一度は花魁《おいらん》の格好をしてみたい！」なんて思っている女性は、意外に多いのではないでしょうか。京都や浅草へ行くと、花魁の衣装とメイクを体験できるサービスも人気ですよね。

現代では「風俗」というとネガティブなイメージがありますが、なぜ「江戸遊女」「花魁」というと「憧れや共感」になるのでしょうか。

それは、華やかなタレントであると同時に、「自立した女」というイメージが先行するからではないでしょうか。これは現代においても「女性が憧れる女性」として共通するものに感じます。

女性が就ける職業が限られた時代、厳しい環境下にありながらも「遊女」というのは、女性にとって、とても格式のある職業だったのです。

「遊女」と言っても幅広く、吉原の花魁などの公的遊女をはじめとして、梅毒や疫病、高齢などで吉原にいられなくなった私営店の遊女や、風呂屋の遊女、お宿での接待要員だった飯盛り女までいます。

素人の女性は、自立していない女性という意味で「地女《じおんな》」と呼ばれていたそうです。江戸の町では、実に、６０００名近くの遊女たちが活躍していたというから驚きです。

遊女たちは、見た目の美しさや、お客をつかむための性愛テクニックを求められたのは当然のことながら、そればかりではなく、高い教養も求められました。

上玉客をつかむには、やはり《ブランド力》をつけなければなりません。

妓楼《ぎろう》（遊女を置き客を遊ばせる店）では、手練手管の他、抱えの遊女を寺子屋へ通わせ、読み書きを習得させた他、華道、茶道、和歌、三味線、将棋など幅広い教養を身につけさせ、遊女の一日はとてもハードでした。

《上玉》をつかむには、見た目ばかりでなく内面の美しさや博学さも求められるのは、どの時代も共通なのかもしれません。

ちなみに、古代インドのヒンズー教徒の遊女たちも、やはり《バリキャリ》でした。《手練手管》の記載はすでにあり、性愛所作と共に習得しなければいけない教養項目が、声楽、作詩、武術、社交術など、実に64項にわたります。

容姿端麗で博学、上流階級の男性に同伴して社会的な集いに参加し、知識のシェアや、持ち寄られた未完成の詩などを完成させていたそうです。中でも、より魅力的な遊女は敬意を払われ、古代ヒンズー教徒の社会を構成するのに重要なポストだったそうです。

容姿端麗で教養がありＩＱの高い女性ということになりますから、現代日本でいえば、《銀座のナンバーワン》といった感じでしょうか。

「膣の締まり」を鍛えていた遊女たち

私のサロンやレッスンに来てくださる方々の性に関するご相談の中で、「パートナーに拒否された」、「パートナーが萎えてしまい途中でやめてしまった」などの不安を口にされる方がいらっしゃいます。このようなことが繰り返し起こると、深く傷つきますし、自分に非があるのではと悩んでしまいますよね。

私はセックスのプロではないですし、人それぞれの感性があると思いますので何が正解かは分かりませんが、ここでは殿方の扱いのプロであった江戸遊女たちにヒントを貰いたいと思います。

江戸遊女たちが「売れっ子」としてキャリアを積むために必要とされた「床技」については、どうだったのでしょうか。

《上玉男子》をゲットするには「胃袋をつかむか、床上手か」なんて一昔前は言われていましたが、文献を紐解くと、江戸時代は**「一に顔（＝容姿）、二に床（＝床上手）、三に手（＝手連手管）」**ということが遊女らが一人前になる原則だったそうです。

一の容姿に関しては、美人顔になるためのメイク法、ダイエット法、陰毛の脱毛処理やアロマ風呂で香りのケアなど、細部にわたり気を使っていたそうです。

現代女性の《自分磨き》と内容はそう変わらないように感じますが、体臭の原因となる匂いの強いものは一切口にしないことや、食事量と回数の制限などの徹底ぶりは、さすがプロといった感じです。

二の「床上手」については、ここはやはり遊女の技の見せ所ではないでしょうか。

「〜尻を締めて、わが身を左右へ揺り廻し、尻をしむれば、玉門（＝膣）締まる故により〜」

江戸初期の大坂新町を舞台にした遊女評判記『色道《しきどう》諸分《しょわけ》難波《なにわ》鉦《どら》』にでてくる遊女のこのセリフの通り、**「膣の締まり」は絶対条件**だったようです。

膣締めの刺激により、男性に早く射精させるだけでなく、何度も求められないようにする為のテクニックだったそうで、一度射精してもすぐに抜かずに、そのまま膣を締め、腰をくねらせ回転させたり、ゆっくり動いたりして、男性に「参った」と言わせ、カラダの負担を軽減させていたそうです。

「お尻を締めて膣を締める」というように、遊女たちは日常的に仕事の中で《締まり》を良くするための骨盤底筋や括約筋を鍛えていったのでしょう。

ちなみに、好まれた女性器は**「温かく柔らかい」**性器だそうです。**「冷え」は、健康ばかりか男も遠ざけてしまうということになりますね。**

前戯においてはお客ではなく、遊女がするものでした。ですので、遊女はほとんどがお客の右側に描かれています。「雁首（＝フェラチオ）を長く、挿入は短時間」が基本とされ、雁首では射精をせかさず男性器が元気な状態をなるべくキープさせてあげた後に挿入するのですが、挿入後はカラダを反らしたり、声を漏らしたりと、**「視覚的に脳で興奮させる」**ということをして射精を促したそうです。

四十八手には女性器が丸見えになるポーズや、カラダを反らせてセクシーに魅せる刺激的なポーズが盛り込まれているので、遊女たちの身を助けたことと思います。

遊女たちの技の行き届きが凄い！　と感じたのは、男性の〝勃ちがイマイチ〟のときのマッサージ法です。

太もも、股関節周りのリンパマッサージから始まり、陰茎の裏など、両手で温めるように丁寧にマッサージしてあげると元気になったとか。

更に驚いたのは、江戸の女性たちに人気だったイチモツタイプは、この〝イマイチ〟な奴だったそう。私なら、自分が裸になって反応してもらえなかったら自信喪失になってしまいそうですが、江戸の女性たちは、〝自ら育てる〟のを楽しんでいたようです。江戸の女性は強い！

近年、日本人男性においてオーバーワークやストレスなどから、勃起障害の患者が増加傾向にあるといいますから、もしパートナーのコンディションが悪かった際は、精神的なプレッシャーを与えず、《遊女のマッサージ法》で心もカラダもケアしてあげると良いかもしれませんね。

「床上手」とは、「肉体的な床上手」と「精神的な床上手」の両方兼ね備えることなのかもしれません。やさしさや思いやりは性愛には欠かせない要素で、**上級の花魁こそ「やさしかった」**といいます。

血流アップで生理痛やむくみが軽減

さて、話を江戸時代から現代に戻します。

沢山の女性のカラダを拝見していくと、生理痛のひどい方、不妊治療を必要とされている方、子宮筋腫など、子宮のトラブルのある方にはひとつ大きな共通点が見られます。

それは、**「お尻と太ももの冷え」です。**

これは、ほぼ１００パーセントの方がそうだといえます。

「冷えは万病のもと」ですから、絶対に改善しておきたい症状です。

日本最古の医学書『医心方』の記載を見ても、「女性の冷え性を治す方法」「月経不順を治す方法」「不妊症を治す方法」など、女性のための記載が目立ちます。それだけ、「女性の冷え」は昔から危惧されていた症状なのです。

生徒さんに**「生理痛は当たり前ではない」**と言うと、「そうなんですか？」と驚かれることがよくあります。私自身とっても生理痛がひどかったので気持ちはよく分かります。

更年期障害などは、寿命が延びたこともあり症状として現れるようになりましたが、**本来婦人科系のトラブルはあってはならない症状なのです。**

出産経験のない女性は子宮が未熟なのでそれも原因とされていますが、やはり「冷えと血巡り」の関係が大きいと感じます。

実際、生理痛がひどい方には、漢方で「当帰芍薬散《とうきしゃくやくさん》」、更年期では「加味逍遙散《かみしょうようさん》」といった、血を補い血巡りを良くするもの、血を補ってバランスを整えるものが処方され、これでだいぶ改善する方が多いのです。

元来、養生法でもあった四十八手はまさに婦人病のケアにはぴったりの「血巡り法」ですので、48手ヨガでしっかり、冷え体質の根本改善をしていってください。

特に冷え性で生理痛のひどい方は、生理前のむくみや肩こり、食欲が気になり始めたら、48手ヨガの48ポーズを、1ポーズ1分を目安に通して行ってみてください。集中力が持たないという方はまず1ポーズ30秒として25分くらいで一通りやってみるのも良いです。

また、生理後はカラダのデトックス効果が高まる時期とされますので、生理の後も、

通して行ってみてください。まずはこの生理前後に48手ヨガを月に2回行うだけで、カラダの血が巡り、その月の生理痛やむくみの軽減が実感できると思います。

私自身も、生理痛の改善は明らかに実感できたことのひとつです。

セックスブランク女子にもオススメ

過去に私も経験がありますが、しばらくご無沙汰していると、

「久々に彼氏ができてセックスをしたら、びっくりするほど疲れた」

「途中で太ももが痙攣して、しまいには足が攣った」

「次の日、股関節とお尻の筋肉痛が激しすぎて、階段を下りれなかった」

ということが起きます。最近ではよく、

「和式トイレが苦手、というどころか《上に乗る》のがもうしんどい」

というお話まで聞きます。

体力低下は、筋力低下とも置き換えられます。

特に「体力がなくなった」「疲れやすくなった」と感じる方は、下半身を中心に強化していく必要があります。

48手ヨガは、しゃがんだり、屈伸運動をしたり、開脚や、脚をクロスしたりと、ごく当たり前のような動きですが、脚とお尻の筋肉、関節は大忙し！　普段使わない筋肉こそ、ここでしっかり鍛えておきたいものです。

筋力低下が気になる方は、前述の通り48手ヨガを全て通して是非やってみてください。ひとつのポーズを約1分だとしても、約50分ですべてできてしまいます。集中力が持たないという方は、まずは1ポーズ30秒として、25分くらいで一通りやってみるのも良いです。週に一度だけでも実践すると、月を追うごとに〝疲れにくいカラダ〟を実感していただけるはずです。

オキシトシンが活性化する

オキシトシンとは、女性ホルモンとタッグを組み、赤ちゃんを分娩し、母乳を出す働きがありますが、その他に不安や恐怖心を取り除き、人間関係を良くし、愛情を育てる《幸福ホルモン》としての役割があります。つまり、アタッチメント＝愛着形成に深くかかわるホルモンということになります。

子供の頃、お腹が痛い時に親が摩《さす》ってくれる、頭を撫でてくれる、抱っこしてくれるなどで、痛みが軽減したり、ふと安心感に包まれた経験をお持ちの方は多いのではないでしょうか。

アタッチメントは親子関係だけでなく、他人との肌と肌との触れ合い＝体温の共有や共同作業においても生まれます。

私のサロンやレッスンにいらっしゃる方のほとんどが、様々な環境ストレスや不安、めまい、背中の痛み、生理痛、頭痛、震え、パニック症などのストレス症状をお持ちです。

しかし、今までずっと改善しなかった症状が、たった一度の施術やレッスンで改善し、「薬の処方が減った」「痛みがなくなった」という方が多いのです。

最近の研究では、ハンドマッサージで認知症の方の不穏症状が軽減するということも分かってきており、北欧などでは介護現場で導入されています。

好きな人や、慣れ親しんだ友達などに身体が触れると、なんだか安心感を得るという経験は皆さんお持ちではないでしょうか。

リラックスをするということは、安心感を得るということです。

オキシトシンは、好きな人と見つめ合ったり、キスやセックスの時に細胞が刺激されて分泌されるだけでなく、米国のクレアモント大学のポール・ザック博士の研究によると、運動やダンスなどの共同作業でも分泌されるといいます。50代を対象にした測定では、オキシトシンの数値が11パーセントも上昇したそうです。

女性ホルモンは28歳頃をピークに、その後は年齢と共に著しく低下しますが、オキシトシンは年齢に関係なく分泌される幸福ホルモンなのです。愛情ホルモンであり、幸福ホルモンであるオキシトシンは、生きる上で最も重要なホルモンなのかもしれません。

現在の研究段階では、オキシトシンは〝共同作業〟から分泌されるとされていますので、ひとりで分泌させるのは、もしかしたら難しいかもしれません。

ですので、ぜひこの48手ヨガを習得し、パートナーと一緒に行っていただきたいです。

それが本来の「愛情をもって、体温を共有し、お互い気を受け渡しながら」行うという〝四十八手〟の目的だからです。

48手ヨガは挫折せず習慣化できる！

「なにをやっても長続きしない」、「私三日坊主なんです」……よく聞く言葉です。実は私もそのひとりです。

続かないほとんどの理由は、「時間がないと言い訳をしてしまう」「進んでやりたいという気分にならない」「飽きる」の3つ。そこへ更に「リバウンド」が加わると、確実に挫折してしまいます。

特にダイエットの場合、頑張って短期集中的に食事制限やハードな運動で絞り込むのは、早い段階で理想のカラダを手に入れることができますが、やはり継続していかないと必ずリバウンドします。

大半の方がその**「継続=習慣化」が難しい**ということです。

もちろん、私自身もリバウンド経験者。逆に言えば、リバウンドをしなかった人に会ったことがありません。

しかもプレッシャーがストレスになって、更に食欲加速の負のスパイラル。甘いものや味の濃いもの、煎餅のような硬いお菓子など、馬鹿食いしてしまった経験があります。

これでは健康法どころか「不健康法」になってしまいます。

ストイックに自分を追い込める方、またはそれが気持ちいいと感じられる方は別ですが、無理に始めたり、短期間に集中して極度の制限をしても、根本的な体質改善にはなりません。

よって、止めた途端にリバウンドを起こします。

残念なことに、世の中の半数以上の方は、私と同じリバウンドタイプといえます。

ところが、**この48手ヨガはどんな方でも長く継続し、習慣化できてしまう不思議な健康法なのです。**48種類を「必ず全てをやらなければならない」というものではありませんので、楽なところから始められます。プログラムの内容も、リバウンドをする要素がありませんし、もちろん副作用もありません。

しかし、新しい何かを習慣づけるというのはなかなか難しいように感じますよね。

でも、安心してください。案外そんなこともないのです。

問題は、「やり方」と「ペース」にあります。

私自身飽きっぽい性格なので、毎日やれと言われたら絶対に嫌ですし3日と続きません。しかし、**私のような三日坊主タイプの方でも、「やり方とペースの習慣法」をお伝えすると、「自宅で毎日続けている」、または、「時々思い出して実践している」という方がほとんどなのです。**

つまり、「挫折がない」のです。それはなぜでしょうか。

私がレッスンで必ずお話するのは、「毎日やらなくていい」ということです。

仕事や私生活で、みなさん十分すぎるほどプレッシャーを浴びています。

そこへ更にプレッシャーを与えてしまってはかえって心身の緊張状態が続き、本末転倒になってしまいます。

ストレスが過剰になり暴飲暴食。更に代謝が落ちてしまいます。ホルモンのバランスも崩します。

コツは、次の3つです！

1、毎日必ずやっている行動に組み込む。

2、思い出したときにやってみる。

3、気持ちが良い感覚を脳に覚えさせる。

人間は、「苦しい」や「辛《つら》い」などの「負の条件」は絶対に長続きしません。

そのかわりに、「楽しい！」や、「気持ちいい！」と感じる「正の条件」は継続していけるのです。

つまりこれが、**「気持ちいい楽しい習慣」**になるのです。

これは私の毎日の習慣のひとつでもあるのですが、試しに、ベッドで仰向けになり、ウトウトしながらでも、まず全身の力を抜いてカラダをねじってみてください（68ページの「窓の月」のポーズ）。

気持ちいいー！　と思えるまでしっかり伸ばすと、カラダの芯にある何かがポンッ！と抜けたようになります。すると「もっと気持ちいいもの」が欲しくなるのです。「次は太もも伸ばしてみようかな」とか、「脚がむくんで痛いから内もも摩《さす》ろうかな」など、ひとつずつ「気持ちいい」が増えていき、気がつくと、いくつかのポージングを組み合わせて自然とやりたくなる体質になるのです。

つまり、**「気持ちいい」はハマるんです。48手ヨガには「気持ちいい」動きが沢山！　ぜひご自身の「気持ちいい！」を見つけてみてください。**

48手ヨガは、寝ながらできるポーズが沢山あります。「寝る」はどんなに忙しい方でも必ず毎日行っていることですし、「寝るの飽きたから明日は寝ない」なんて方はいませんよね。

寝ながらできる48手ヨガは、睡眠前に組み込めるので、習慣化しやすいのです。

毎日やらなくてよい

「毎日やらなければ」と言うと急に力んでしまうかもしれませんが、本来、毎日やらなければならないのは「リラックスする」ということです。

不妊治療中、どうしても上手くいかないとご相談にいらっしゃる方のほとんどが、「妊娠の為に毎日これを食べている」「ノンカフェインのオーガニックティーを毎日飲んでいる」など、**「何かをプラスする」ということばかりで、「引き算ができない」のです。**

実に9割以上の方が、足し算ばかりに陥っているのです。

そこで私は必ず、思い切って不妊治療を2ヶ月間お休みして、今やっている事も全てお休みして、**「何もしないということをしてください」**とお話しします。

もちろんその間、私のレッスンやサロンへ来ることもお休みです。

私がそうお話すると、みなさんキョトンとした顔をされます。

そして、少し考えた後ハッとした顔をして、「私、リラックスすること苦手かも！」と言います。

もし、「何もしない」ということに不安を覚えるようでしたら、山や海の大自然へ出掛けてみてください。風に葉が揺れる音、波の音や土の匂いなど、人工音ではない自然を全身に浴びて心身の力を全て抜き切ってみてください。

そうすると、半年ほどして連絡があり、「自然と妊娠しました！」という方がとても多いのです。

無意識のうちにいかに自分にプレッシャーをかけていたのか、知らず知らずのうちにストレスをかけていたかがよく分かります。

心身ともに緊張状態が続いているのでは、内臓は上手く働きません。

近年では、マインドフルネスや瞑想などがブームになっていますが、この「リラックスする」ということは、胃腸も上手く働かせ、デトックス効果を高める他、自律神経とホルモンバランスを整える一番の近道です。脳がイノベーションを起こすのもこのリラックスしている時なのです。

「定期的に」は、カラダにリズムを教え込むリハビリ

48手ヨガのポイントは、**「定期的に行う」**ということ。

「定期的」というと、「毎日仕事で忙しいし……」と尻込みしてしまいそうですが、大丈夫です。

毎日や週に1度必ず、というペースでなくてもよいのです。

「月に2度だけ」、と言われたらどうでしょうか。

なんとなくできそうな気持になりませんか？

ちなみに**私は、50分のレッスンを月にたったの2回だけ「定期的に」行っただけで、半年を過ぎた頃に10キロも減量していました。他には何の制限もしていなかったので自分では気が付かずに、人に会う度に「痩せたね？」と言われて気がついたことでした。ですので、もちろんリバウンドはなし！**

こちらは例外ですが、本気で短期間にダイエットしたい！　と言って毎日1時間やり続け、1ヶ月で10キロ落とした20代の生徒さんもいました。

私でも毎日やらないのに、若いエネルギーは凄いな〜と感心してしまいましたが、やはり、私の「定期的に」を守って、毎朝8時に起きて空腹の状態で行ったそうです。

今は毎日ではなく、疲れがたまった時や、シャキッとさせたいときなどに行っていて、リバウンドもなしだそうです。

まずは、48手ヨガを一通り試しにやってみて、自分に合う「気持ちいい！」を探してみてください。

そこからが、48手ヨガ生活のスタートです！

48手ヨガを始める前の三か条

1、テンション上がる服装で！
2、無理せず回数を重ねる。
3、しかめっ面NG！ 眉間は広く！

普段、プライベートレッスンはオフィスへ出張することもありますが、六本木、恵比寿、後楽園の各スタジオで行っています。

原則50分間のレッスンとなるのですが、レッスン前にご予約いただいた際に、動きやすい服装で**「できれば〝テンション上がる〟服装で」**とお伝えしています。

女性は「お気に入りの服装」を着ただけでエストロゲンの数値が上がるという研究データもありますから、〝テンション上がる〟はとても大切な要素です。

レッスンでは特にヨガマットは使わず、床に素足で行っています。

特別な準備も必要ありませんし、一畳のスペースがあれば十分な動きですので、ベッドの上などで、是非皆さんもこの本をお手元に置き、お気に入りの可愛いウェアや下着など、ご自身の〝テンション上がる状態〟で、お好きな音楽をBGMにトライしてみてください。**音楽は脳全体で感じますので、脳の活性化や脳内ストレスケアにはとても優れています。ですので、その方が気分も盛り上がります。**

ちなみに、レッスンでは、夜の時間にはナイトジャズ的なムーディーな大人の音楽。朝や昼間は、R&Bやラテンのテンションが上がる曲を使っています。

それから、確実に体質改善をしていくには、3ヶ月から6ヶ月はかかるものだと思ってください。私自身、体重が減り始めたのが3ヶ月経った頃でした。短期集中はリバウンドの原因になりますので焦らずスタートしましょう。

まずは月に2回からで大丈夫です。

カラダを痛めず関節の可動域も動ける範囲からスタートし、徐々にカラダを慣らして可動域を広くしていき、回数を重ねていってください。

そして、しかめっ面になってしまってはせっかくの美人顔も台無しです！

明るい表情づくりも心を前向きにしてくれますので、「好きな人に見られている」を意識しながら、眉間を広くし明るい表情で行ってみてください。

では、一緒に48手ヨガ、スタートです！

第2章

実践！48手ヨガ
江戸遊女に学ぶ
女性ホルモンと体力活性法

着物を脱ぐ女性の美しさは、
雲を貫く太陽のようだ。
——オーギュスト・ロダン——

Part1

寝ながらできる ホルモン活性術

1手→23手

女性活躍時代の昨今、**《戦闘モード》から抜け出せずに不調を訴える方**が多くいらっしゃいます。頭痛、肩こり、目疲れなどの他、仕事のストレスやカフェイン、アルコールの過剰摂取などで交感神経が優勢の状態が長時間続くと、便秘や胃痛などの胃腸不良、動悸、めまい、不安、イライラ、パニック症などの神経症状が現れてきます。並行して睡眠障害、生理不順や無排卵月経、更年期障害などのホルモンバランスの崩れによる症状をも引き起こします。

こわばった神経をほぐし心身を上手にリラックスさせるということは、自律神経を整え、内臓を活発にし、女性ホルモン活性化の近道になるので、様々な症状のケア、予防につながります。48手ヨガの前半であるこのパートでは、横になりながら心身をほぐす効果の高いものをまとめ、次の3つに分類しました。

①リラックスリンパ編（1手～8手）
②うつ伏せ編（9手～15手）
③仰向け編（16手～23手）

全てのポーズは、深い腹式呼吸で行っていきます。特にリラックスするのが下手で神経疲労や神経症状のある方にオススメですので、ゴロゴロリラックスタイムに、ぜひ取り入れてみてください。

1手 しがらみ

SHIGARAMI

心身をほぐし、エネルギーを高める

眉間に力を入れないこと。額には、第三の目といわれる第六チャクラがあり、頭痛や、目、耳、ストレスと関係する重要な場所で、ホルモンなどの内分泌系と神経に作用するといわれています。

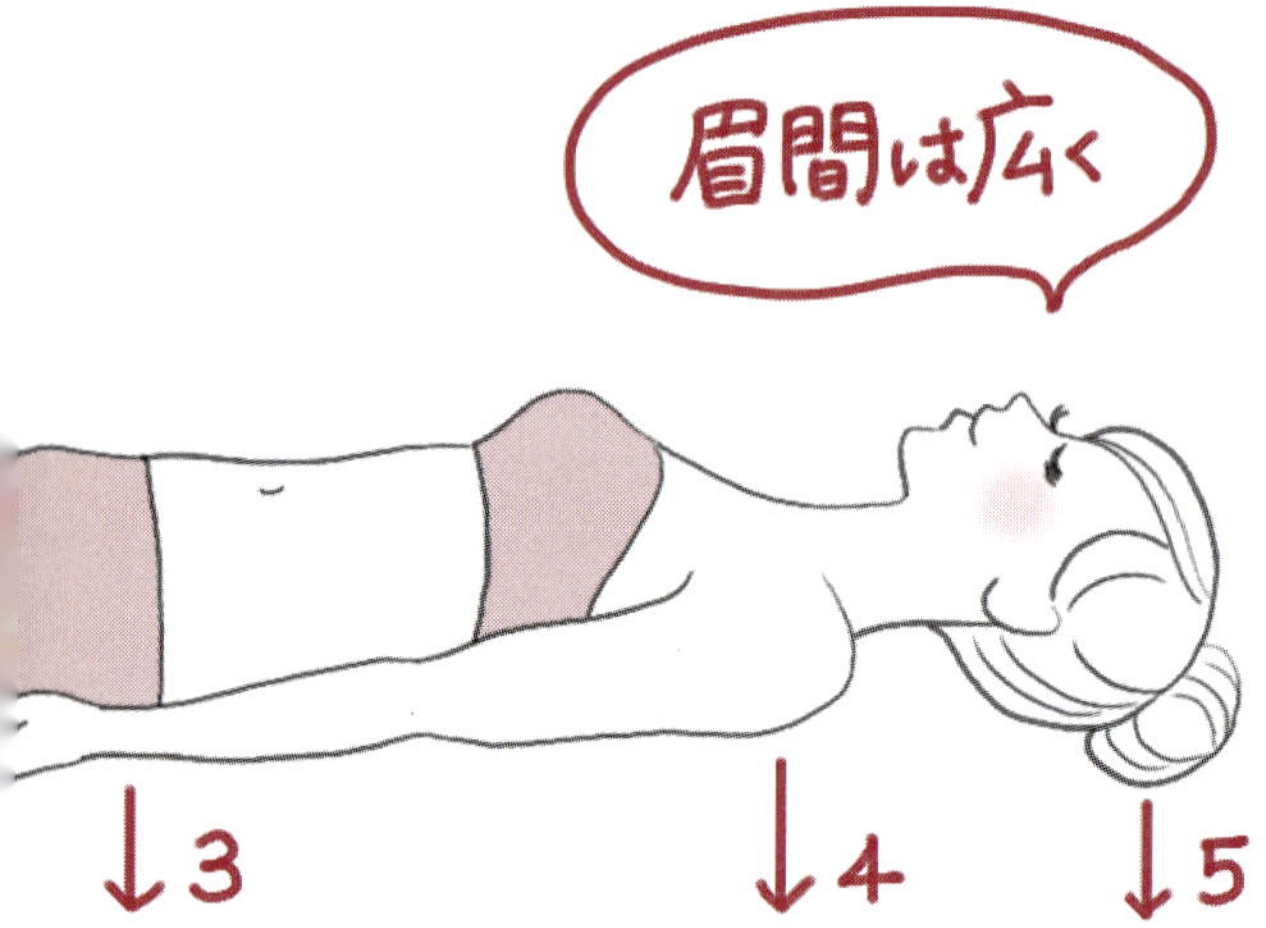

◆効果

自律神経調整 **ストレスケア**
メンタルケア **エネルギー強化**

全身のリラックス作用と、エネルギーの流れを整えるのに最強といわれるポーズです。

◆やり方

①仰向けになり、全身の力を抜き、**眉間を広くする**イメージで軽く目を閉じる。

②つま先から膝、お尻、お腹、胸、肩、頭という順番に意識を向けて、ゆっくりとリラックスさせていき、全身の体重を床に沈めていく。

③**腹式呼吸で、鼻からゆっくり息を吸い、口からゆっくり吐き切る。吸うのに4秒、吐くのに6秒を目安に。**リラックスするまで繰り返す。

◆Point

リラックスは心身をほぐす基本です。YOGAの「屍《しかばね》のポーズ」で行っていきます。

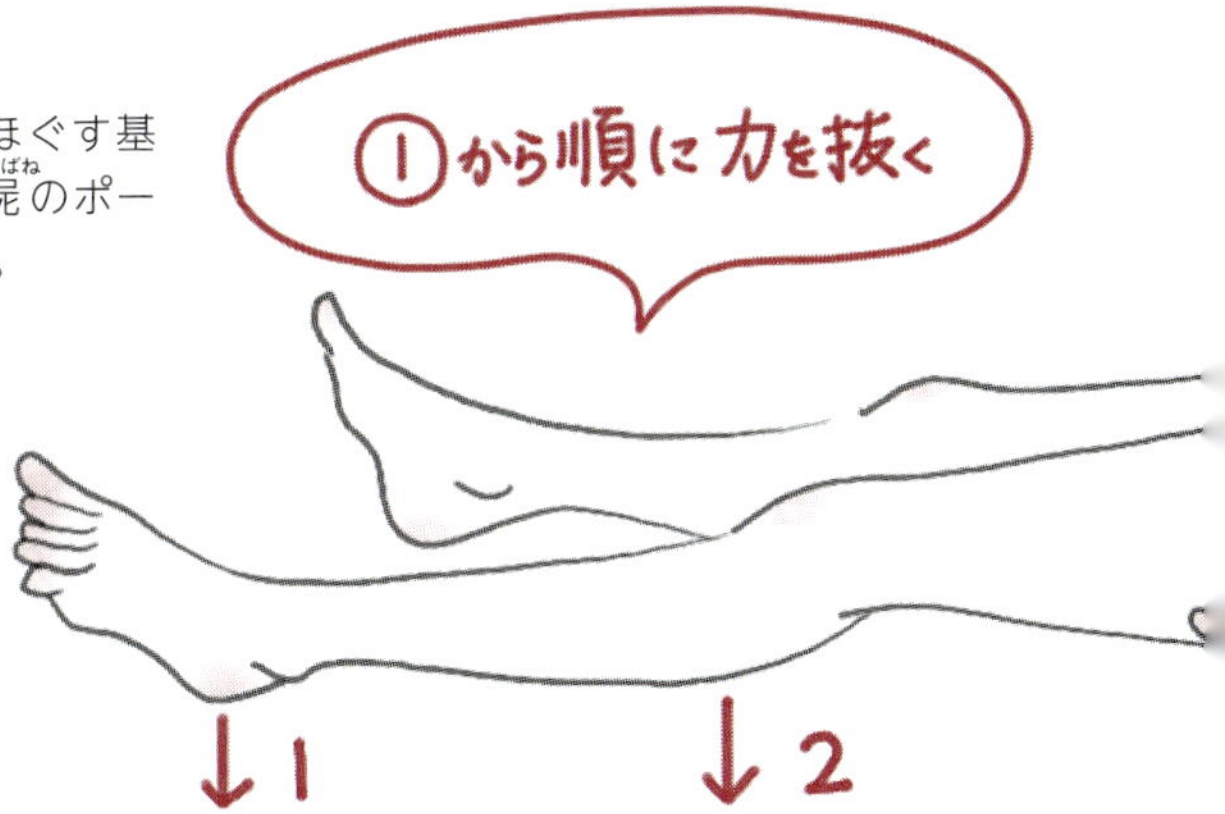

しがらみとは

「しがらみ」とは、「引き留め、まとわりつく」という意味があります。ここでは、仰向けで絡み合う状態になる前戯の体位です。リラックスをして、パートナーと体温を共有し、アタッチメント効果を高めます。

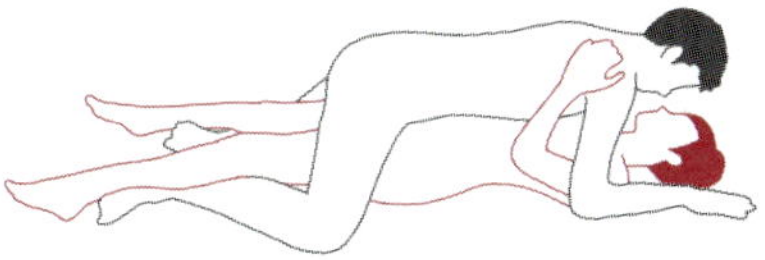

2手 鶯の谷渡り

UGUISUNO-TANIWATARI

上半身のリンパの流れを促す

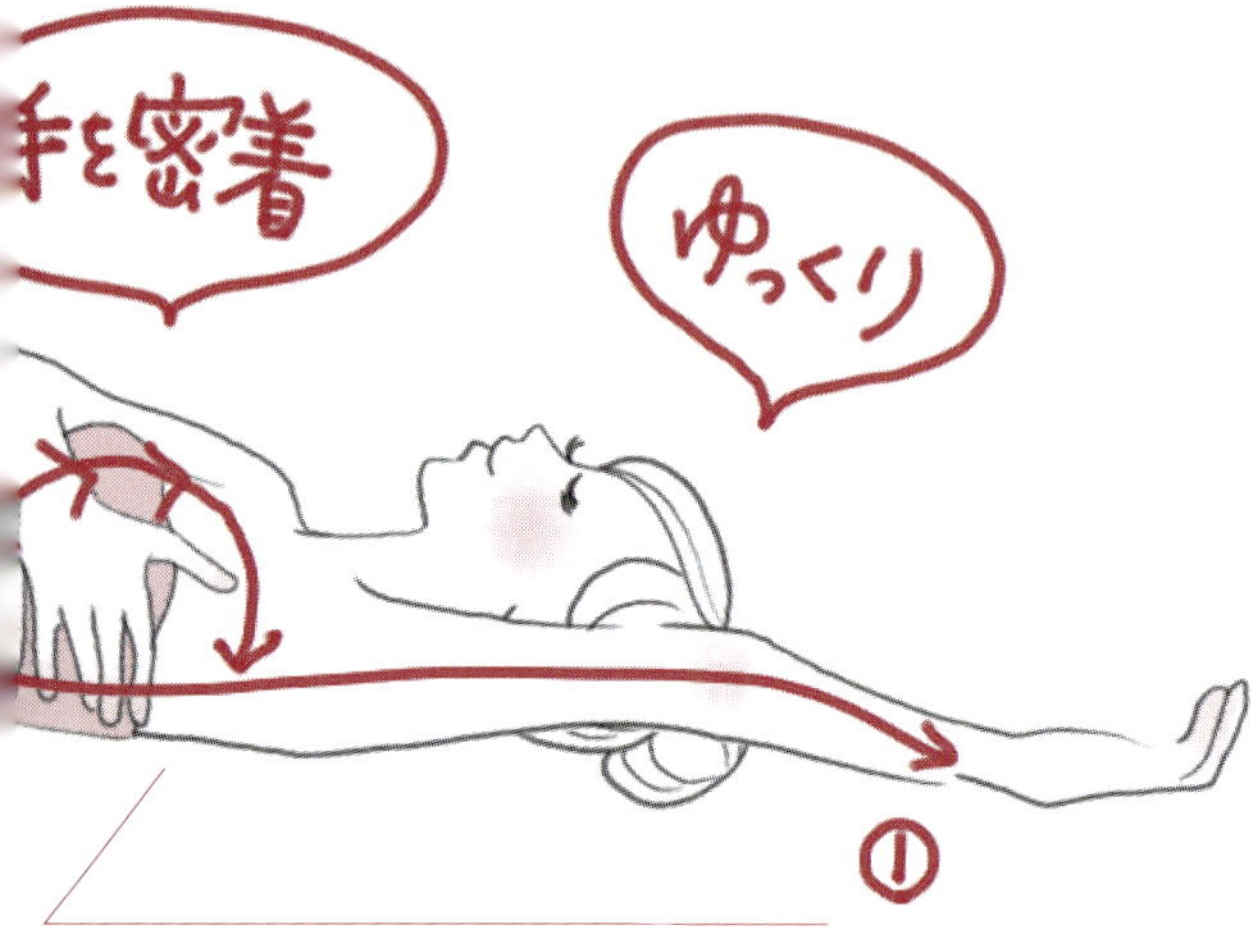

リンパの流れはとてもゆっくりなので、摩り方が早くならないように気をつける。

◆効果

むくみ解消 **リンパケア** **ストレスケア**

バストケアの他に、脇腹には肝の経絡があるので、疲労回復や、張るような痛みやむくみのケア、うつ症状のケアにもオススメです。リラックス効果もあります。

◆やり方

①１手のしがらみの状態から、片手を伸ばす。

②もう片方の手を**脇の下に密着させ、ゆっくりと脇腹、脇の下、ひじの方まで摩り、胸周りもゆっくり温めるように摩っていく。**

③脇の下からスタートし、胸の下、胸と胸の間、鎖骨の下を**円を描くようにマッサージする。**

④逆の腕も、同じく繰り返す。3〜5分を目安に。

◆Point

特に脇の下から胸周り、脇腹を優しく手で摩り、温めていきます。

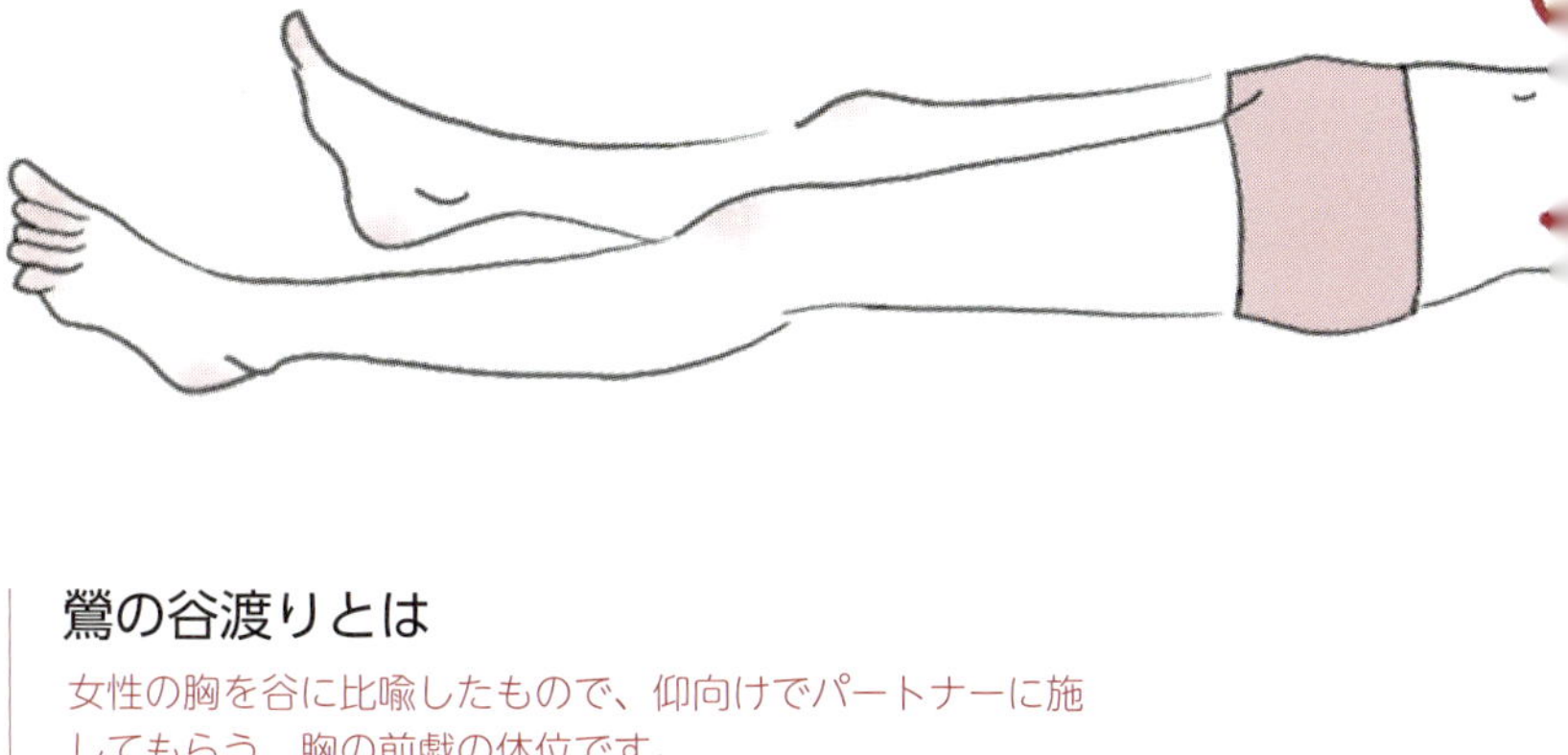

鶯の谷渡りとは

女性の胸を谷に比喩したもので、仰向けでパートナーに施してもらう、胸の前戯の体位です。

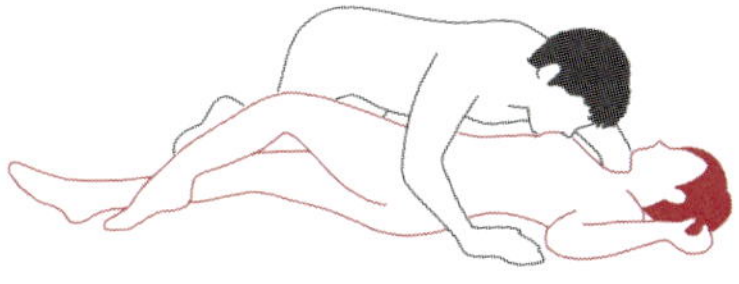

3手

寄り添い

YORISOI

下半身のむくみをとる

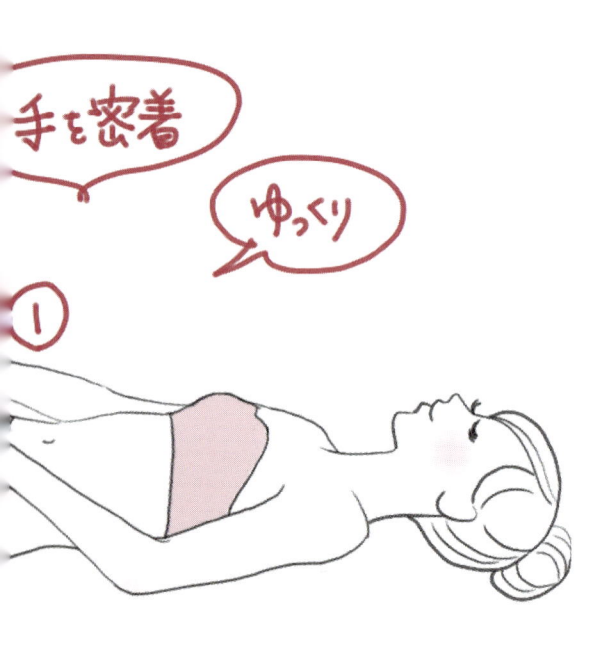

◆効果

むくみ解消　リンパケア
ストレスケア　冷え解消

お尻回りのリンパケアですので、お尻の冷え、生理痛、下半身のむくみの出やすい方に、特にオススメです。リラックス効果もあります。

◆やり方

①1手のしがらみの状態から、両手を股関節にあてる。

②手のひらを股関節に密着させ、ゆっくりと股関節、お尻全体、太ももの内側と外側を、円を描くように摩り、温めていく。

③特に冷えが気になる箇所は念入りに摩る。3～5分ほどを目安に。

リンパの流れはとてもゆっくりなので、摩り方が早くならないように気をつける。

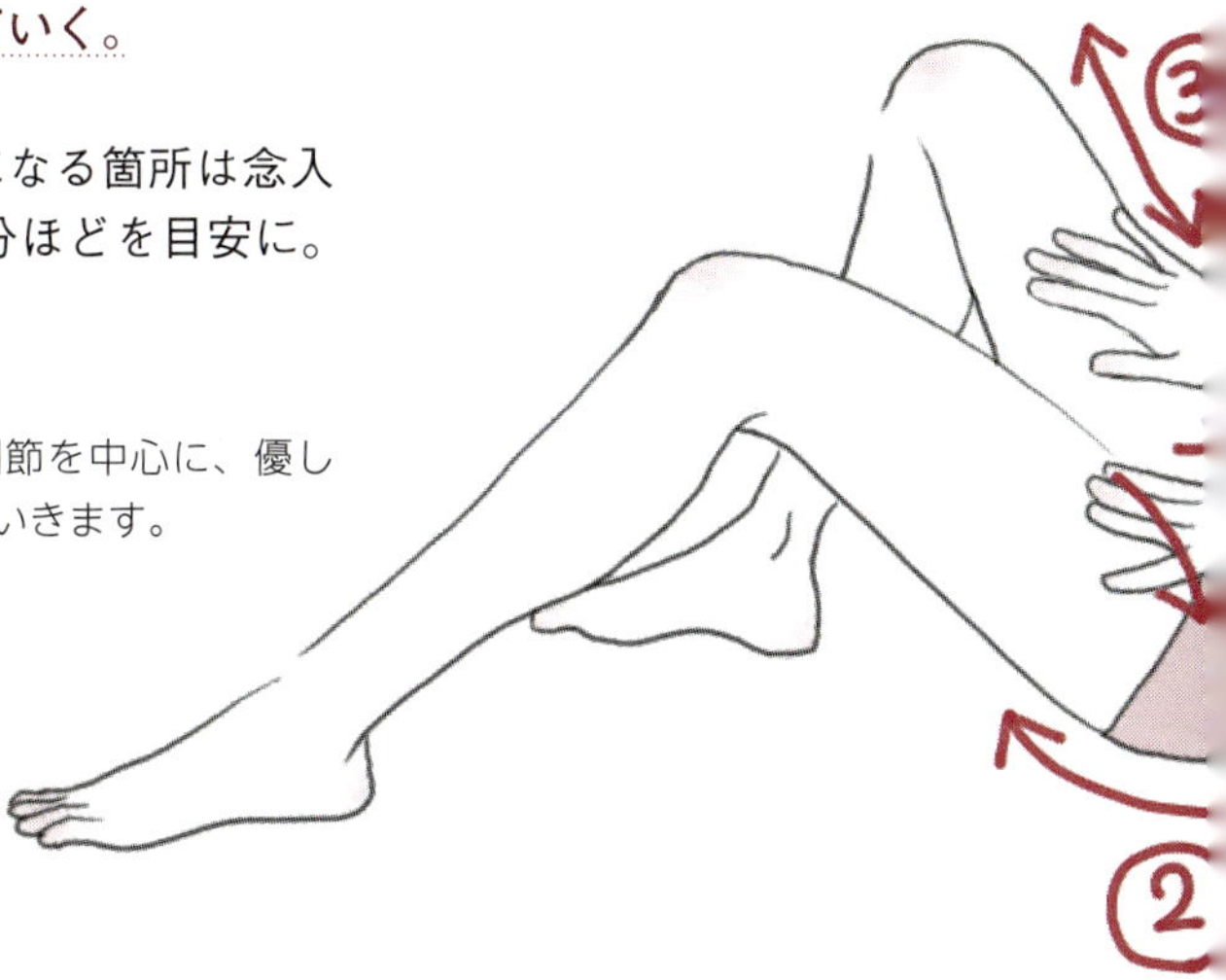

◆Point

特にお尻周り、股関節を中心に、優しく手で摩り、温めていきます。

寄り添いとは

2手の「鶯の谷渡り」同様、仰向けでパートナーに施してもらう、下半身の前戯です。春画では、「相こがれ」というタイトルで、ふたりを見守るもうひとりの人物が描かれることの多い体位です。

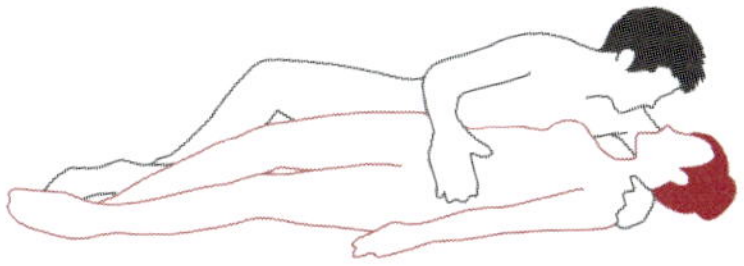

4手 窓の月

MADONOTSUKI

カラダをねじり、内臓活性化

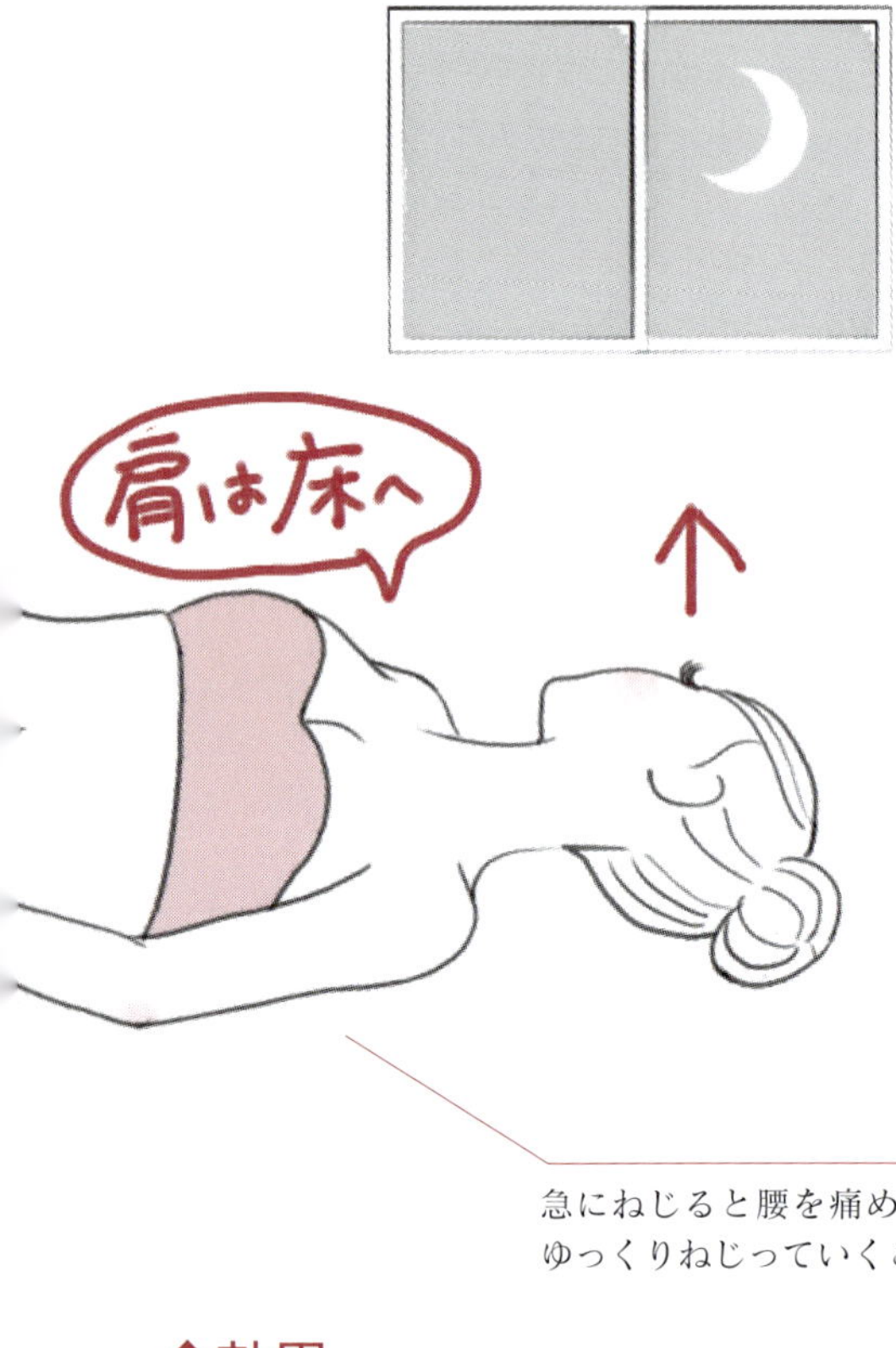

急にねじると腰を痛めるので、
ゆっくりねじっていくこと。

◆効果

内臓活性 **自律神経調整**

デトックス **ウエストくびれ**

お腹に作用するポーズですので、腎臓や腸の活性化からのデトックス効果や、便秘ケア、お腹の引き締めにも効果的です。パートナーと行う場合は、不安解消効果も。

◆やり方

①仰向けになり、右ひざを立て、左手で掴む。

②そのままひざを左手で引っ張りながら、カラダをねじる。

③**右肩が浮かないようにし、顔は右の窓の外の月を眺めるように**状態をキープし、**腹式呼吸を6回（1分）**。

④逆も同じく繰り返す。

◆Point

しっかりカラダをねじって柔軟さを身につけます。YOGAの「仰向けねじりのポーズ」ともよく似ています。

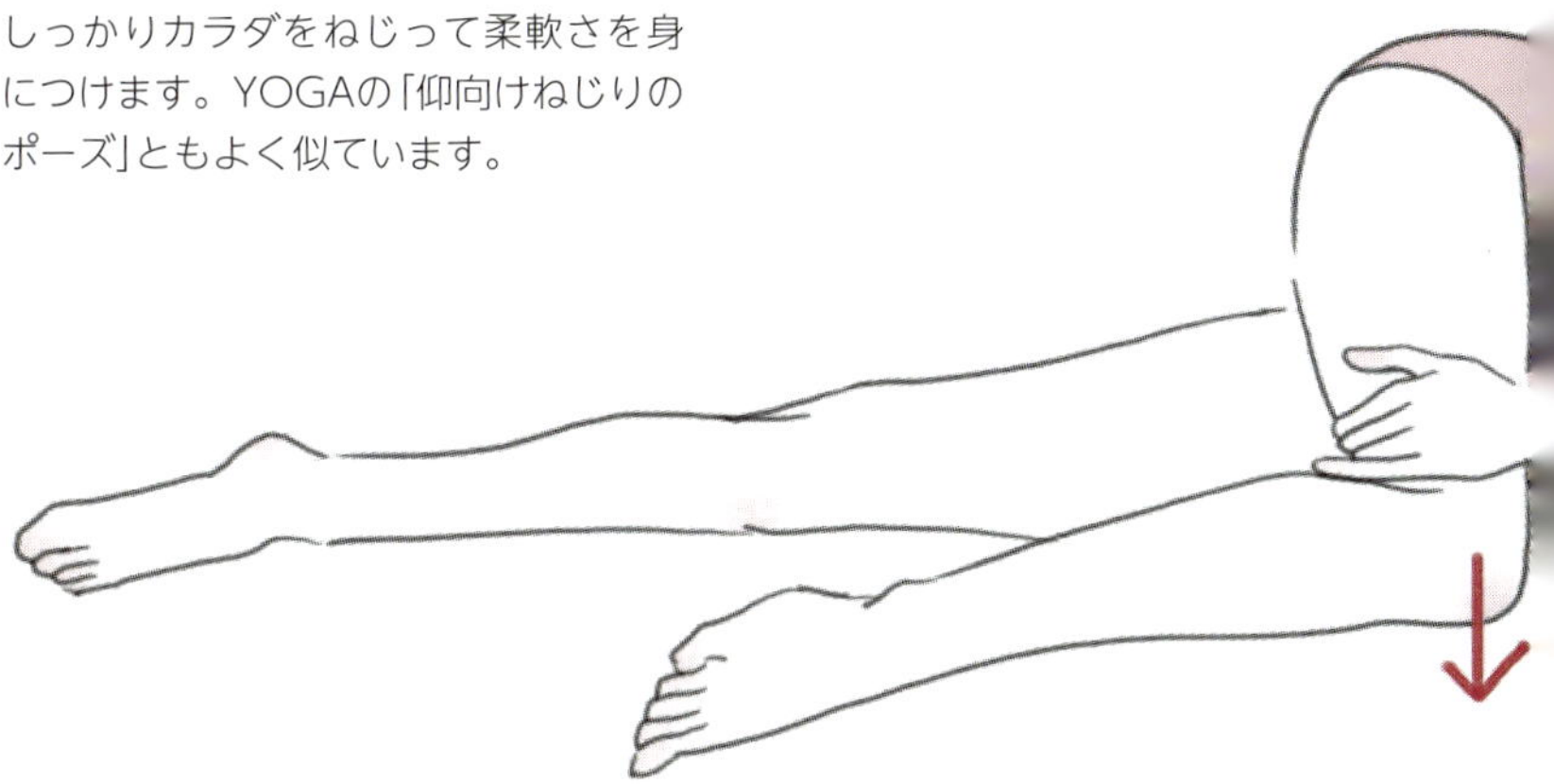

窓の月とは

寄り添ったふたりが、窓の外の月を眺めるシチュエーションをなぞったもので、横になり、後ろからフィットされる背面の体位です。「月を眺めながら」というシチュエーションに情緒を感じます。上半身は寄り添うようにするとアタッチメント効果が高まります。

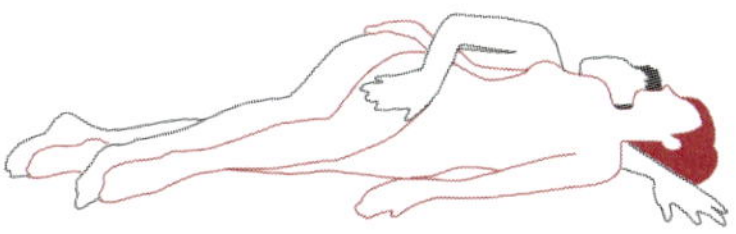

5手 締め小股

SHIMEKOMATA

内股を鍛え、膣を締める

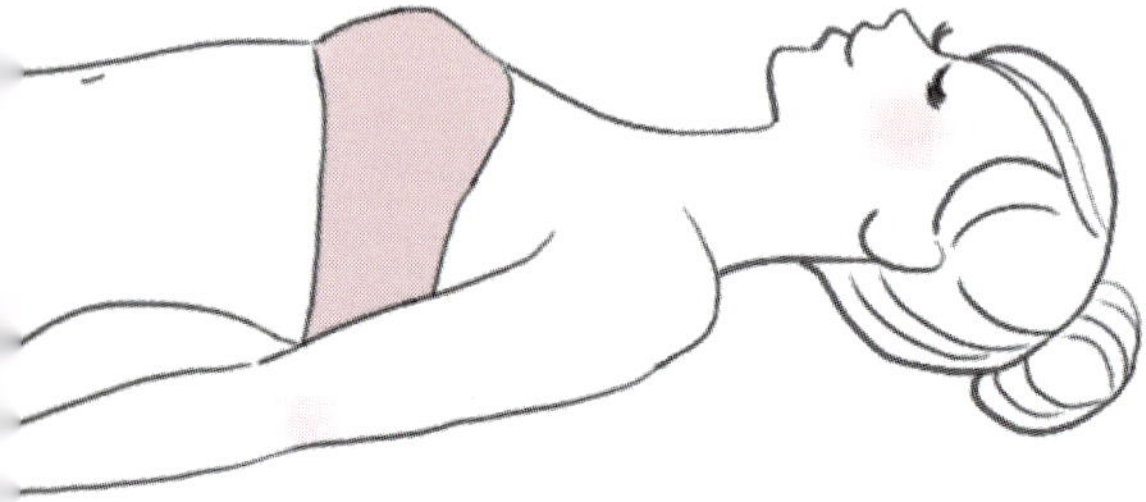

◆効果

膣締め効果 **美脚効果**

膣締め効果の他、O脚の方、電車で座っているときつい足が開いてしまう方には特にオススメです。

◆やり方

①仰向けになり、右脚を左脚の上に乗せ、しっかりクロスさせる。

②**内股の筋肉、太もも外側の筋肉全体にギューッと力を入れながら**、左右の太ももをしっかり密着させ、肛門と膣も締めたら状態をキープし、**腹式呼吸を6回（1分）。**

③逆脚も同じく繰り返す。

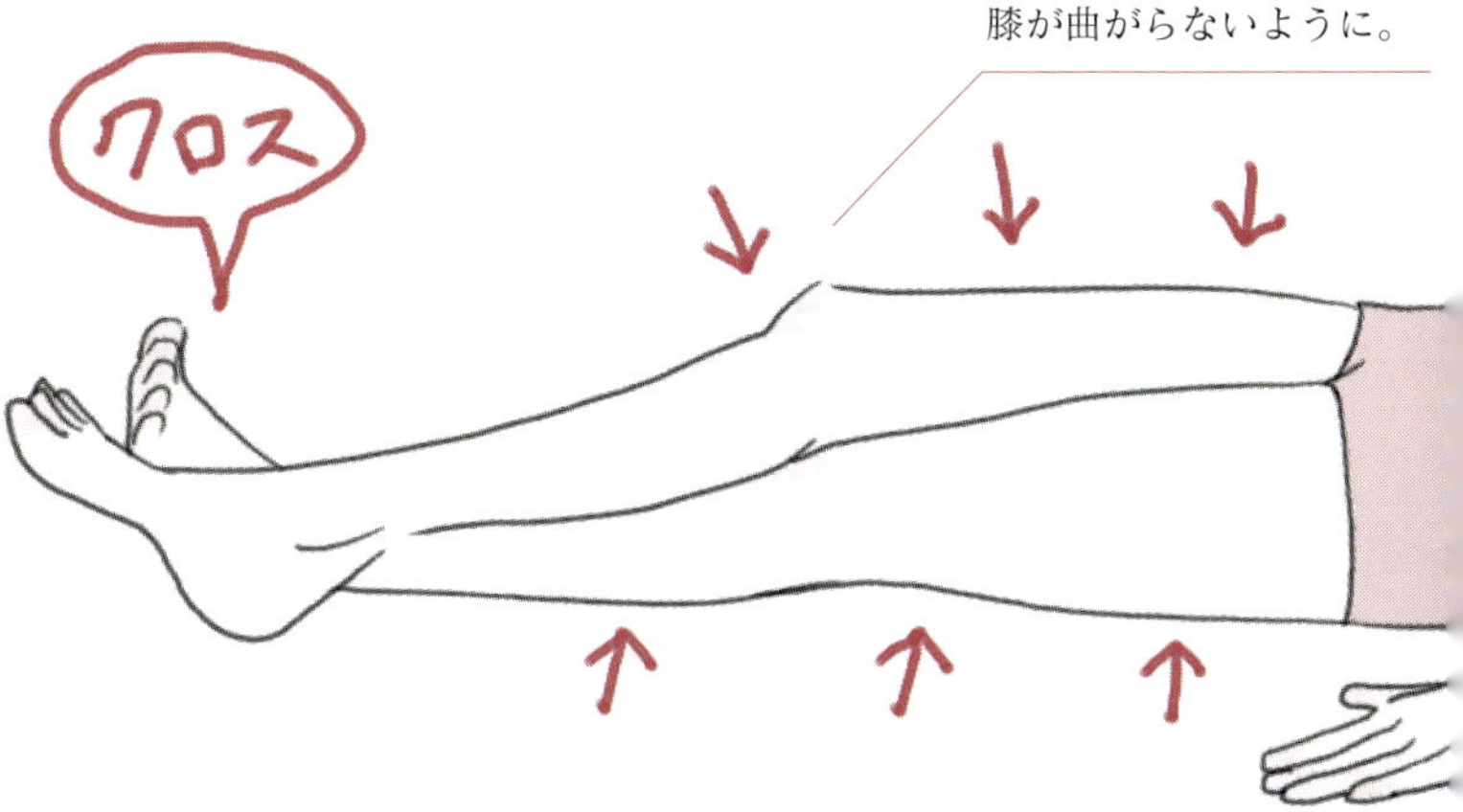

◆Point

普段使わない内股の筋肉や恥骨筋、膣や肛門まわりの括約筋を強化していきます。

締め小股とは

足を伸ばしてクロスさせ、股関節と太ももをしっかり締めて行うことで、パートナーへ刺激を加える正常位の体位です。

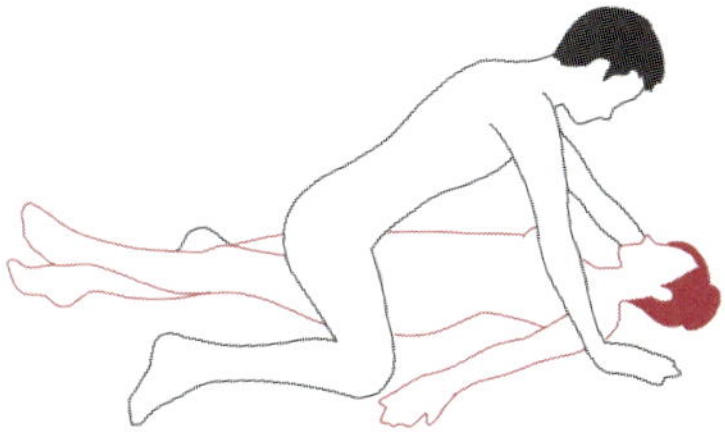

6手 椋鳥

MUKUDORI

首をストレッチしながら、お腹を引っ込める

首を勢いよく手で引っ張ると、首筋を痛めるので注意。

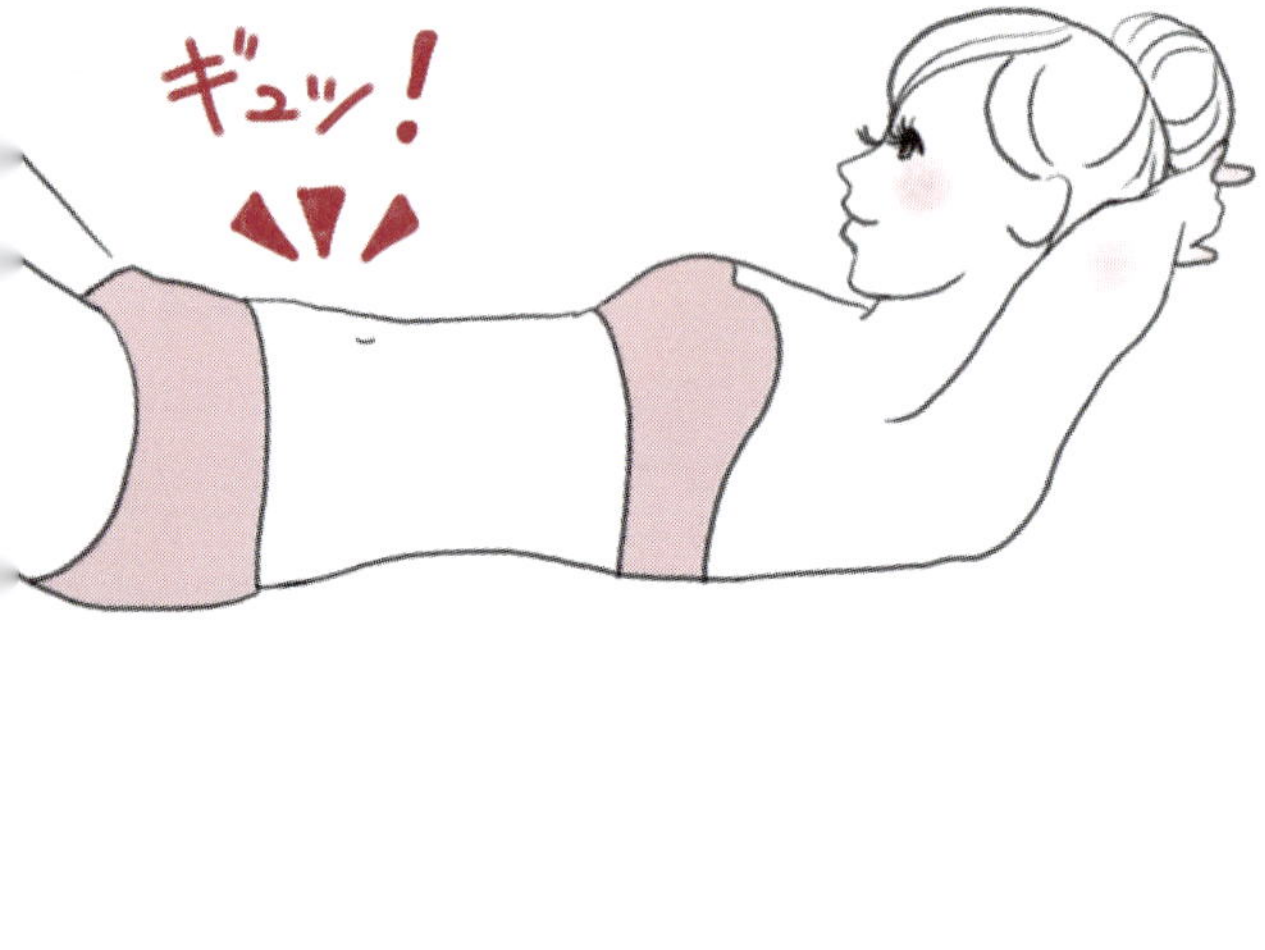

◆効果

首コリ解消 **腹筋強化**

腹筋強化と、首のストレッチ及び首のコリの改善効果があります。

◆やり方

①仰向けになり、両ひざを立てる。

②**軽く開脚し**、両手は頭の後ろで組む。

③**へそ下の丹田《たんでん》を意識し**、腹筋に力を入れたら、ゆっくりと首を持ち上げる。

④**目線はおへそ**へ向け、状態をキープし、**腹式呼吸を6回（1分）**。

◆Point

頭を持ち上げたままキープしなければならないので、首の筋力と柔軟性が必要になります。簡単な筋トレになるので、筋トレ初心者さんにオススメです。

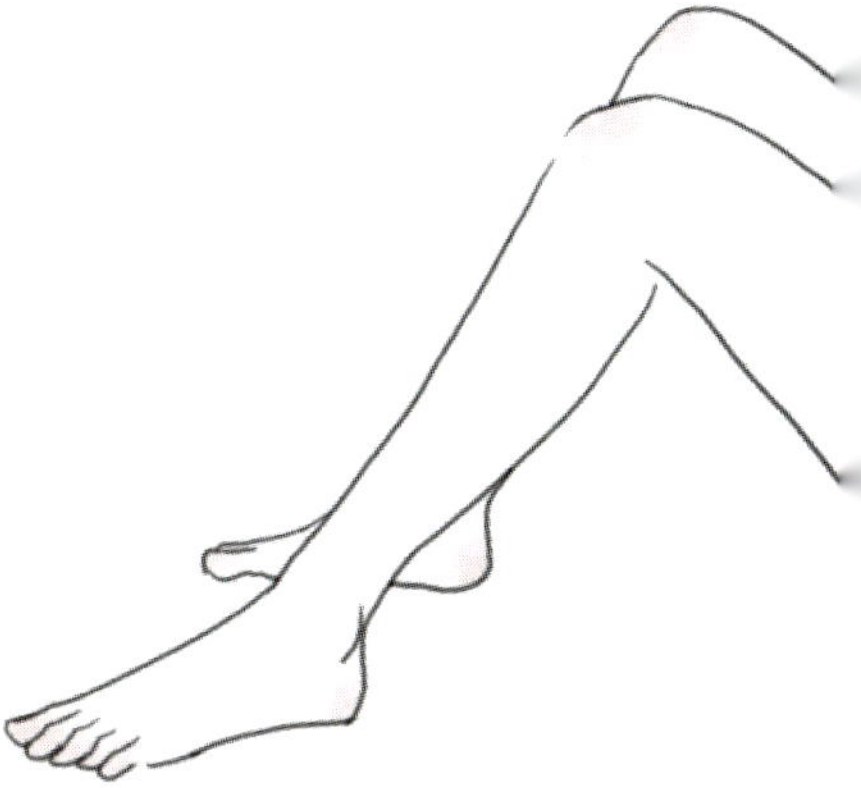

椋鳥とは

江戸時代、田舎から江戸に出稼ぎにきた者を「椋鳥」と呼んでいたようですが、ここでは、小鳥のムクドリを比喩したものと思われます。前戯のひとつで、女性が下になる69の体位です。

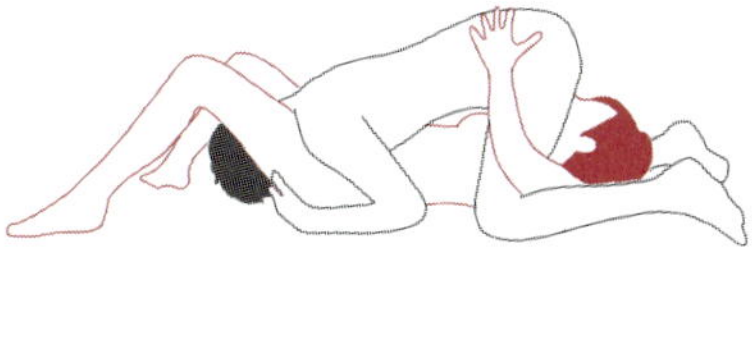

7手 梃子がかり

TEKOGAKARI

膣を締め、美尻をつくる

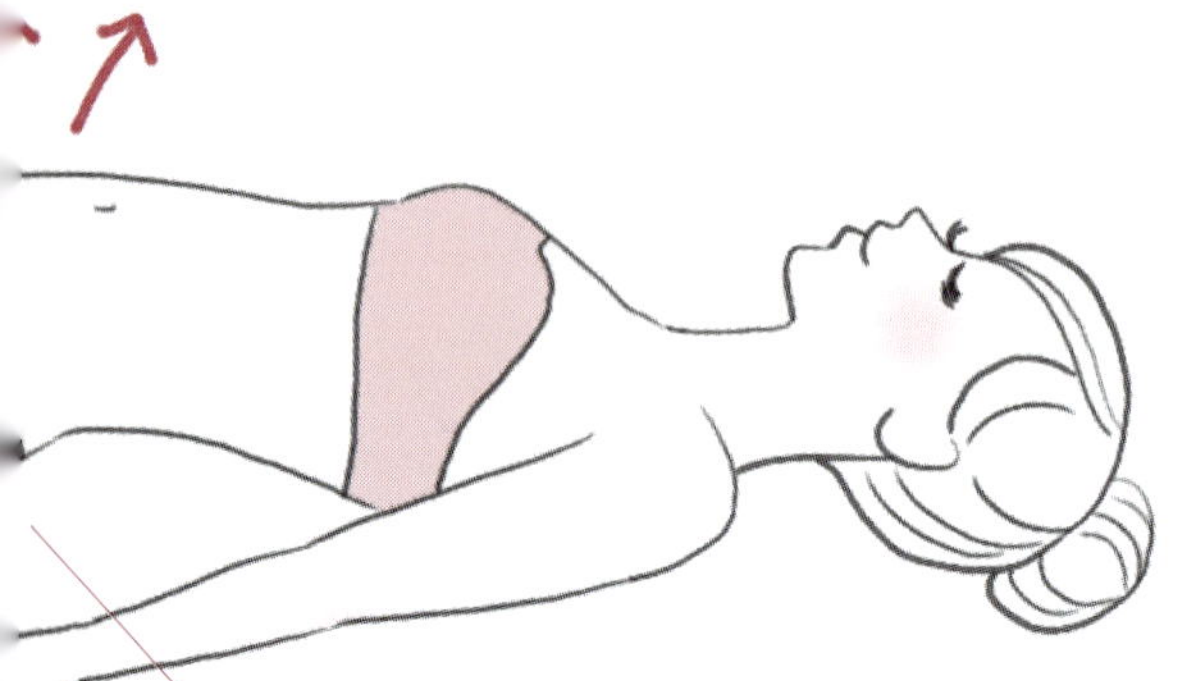

腰痛もちの方は無理せず、出来る範囲の可動域で少しずつ行うこと。

◆効果

膣締め効果 **桃尻効果**

ヒップアップに効果的です。四角いお尻や、垂れ尻が気になる方にオススメです。

◆やり方

①大の字に仰向けになる。

②**肛門と膣を締めて**、お尻全体に力を入れる。

③**肩とふくらはぎは床にしっかり密着**させた状態で、**天井から恥骨を引っ張られるイメージ**で、お尻を床から浮かせる。

④状態をキープし、**腹式呼吸を6回（1分）**。

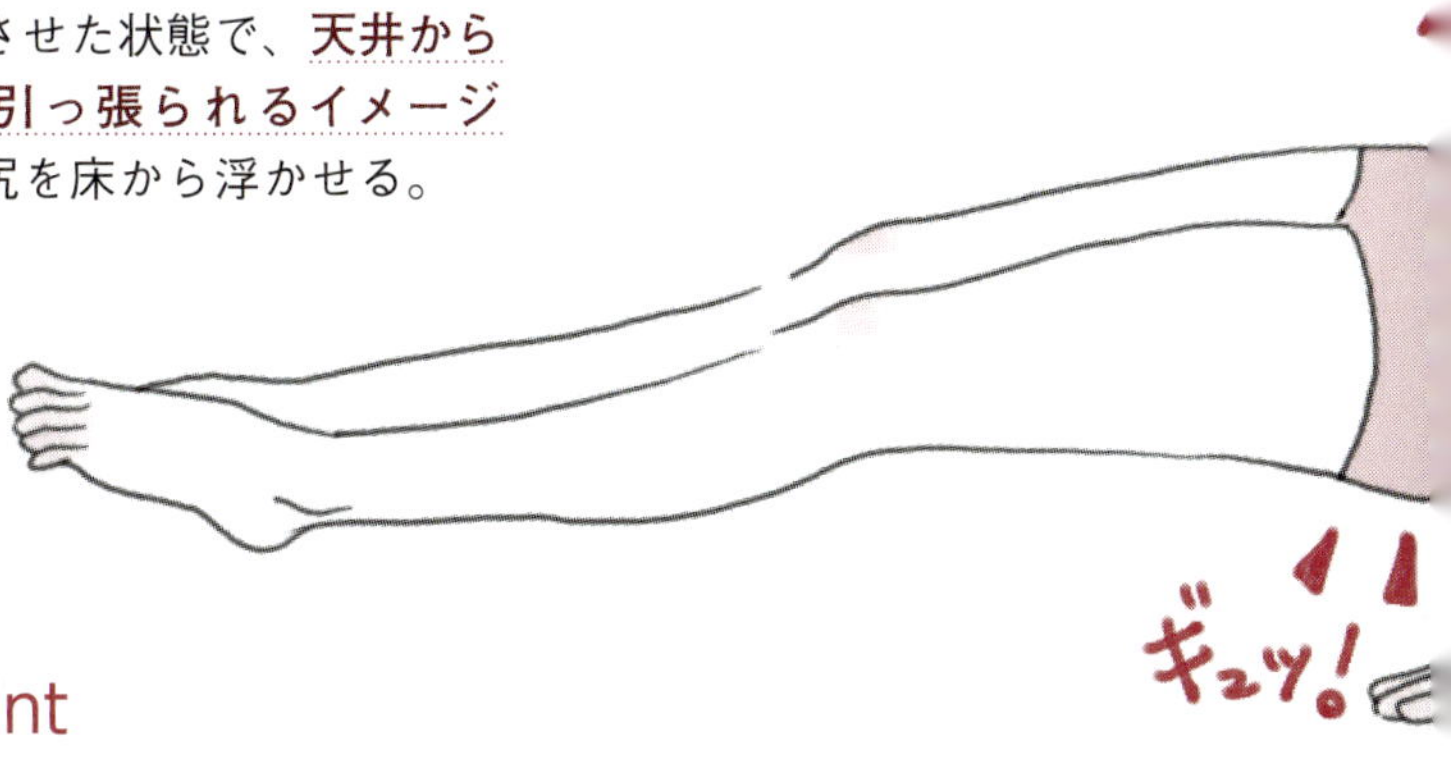

◆Point

お尻の筋肉と腰の筋肉を使い、ペアで行う際は、腰を上へひねるとスムーズです。

梃子がかりとは

両者の中心点で性器同士が繋がる様子を「テコ」に比喩したもので、女性が下になり、69の状態でフィットさせる難易度の高い体位です。

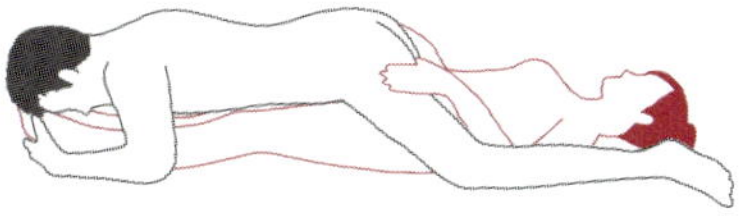

8手 こたつ隠れ

KOTATSUGAKURE

太ももと二の腕を引き締める

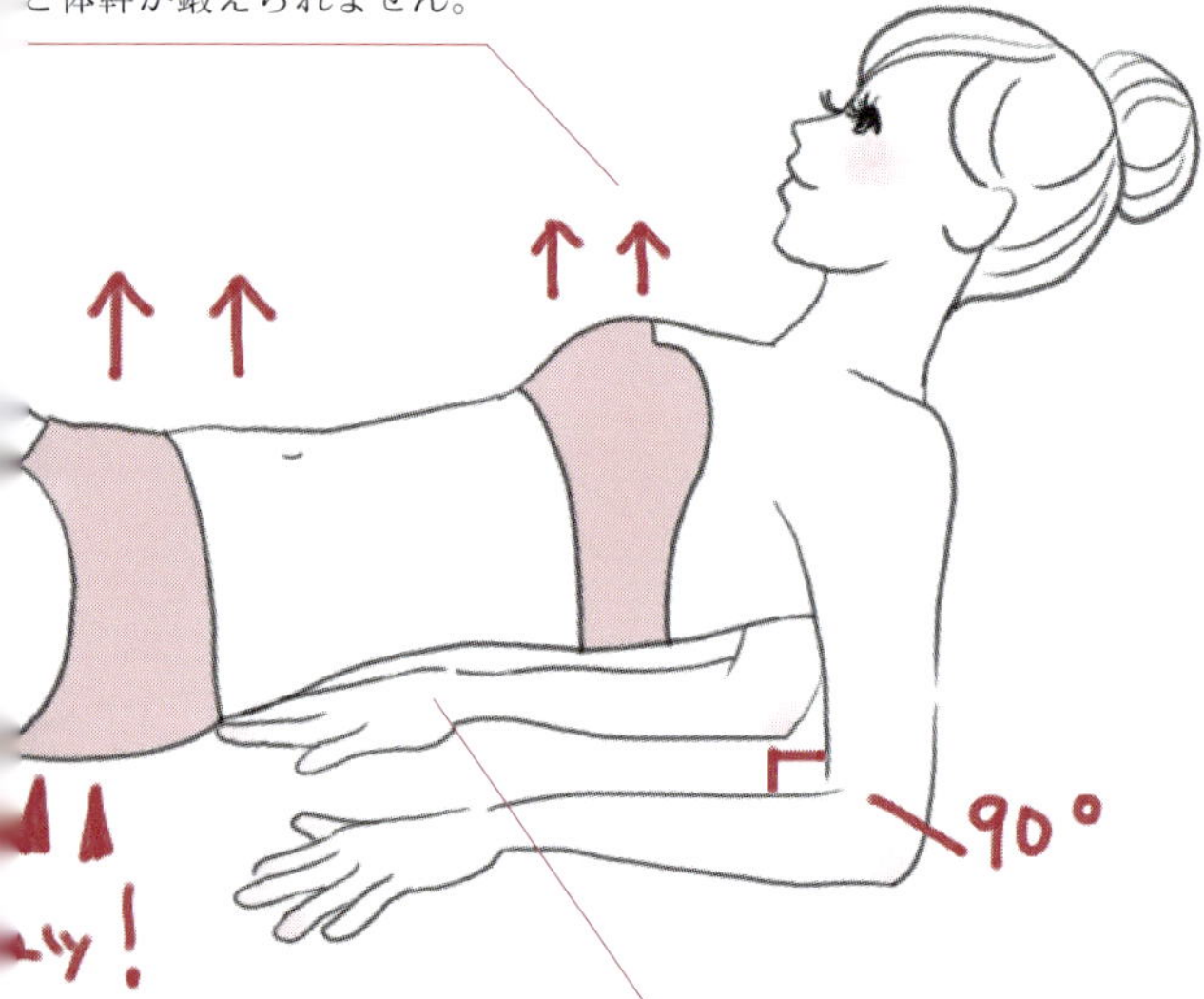
胸もしっかり引き上げないと体幹が鍛えられません。
90°
猫背にならないこと。

◆効果

二の腕引き締め **脚力強化**

桃尻効果 **体幹強化**

普段使うことの少ない、太もも裏の筋肉、肩、腕の筋肉も鍛えられます。

◆やり方

①大の字に仰向けになり、両ひざを浅めに立て、**両足裏をしっかり床につける。**

②両ひじが90度になるように床につけ、上半身を起こしたら、**肛門と膣を締めて**、お尻を床から浮かせ、胸を天井へ引き上げる。

③目線はおへそへ向け状態をキープし、**腹式呼吸を6回（1分）。**

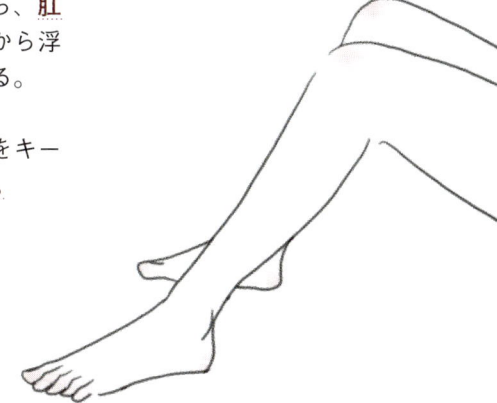

◆Point

限られた狭いスペースでの動きで、割とゆるく体幹を鍛えることができますので、筋トレ初心者さんにオススメです。

こたつ隠れとは

パートナーと向かい合いながら、こたつの中で隠れて行う体位です。小さいサイズのこたつでないと難しいですが、隠れて見えない分、お互いの感覚で探り合うので、心の距離は一気に縮まります。

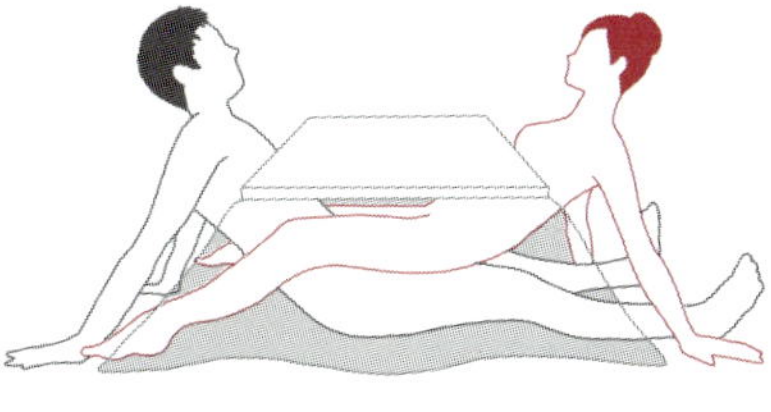

寝ながらできるホルモン活性術【②うつ伏せ編】

9手 二つ巴

FUTATSUDOMOE

心身を深くリラックスさせ、自律神経を整える

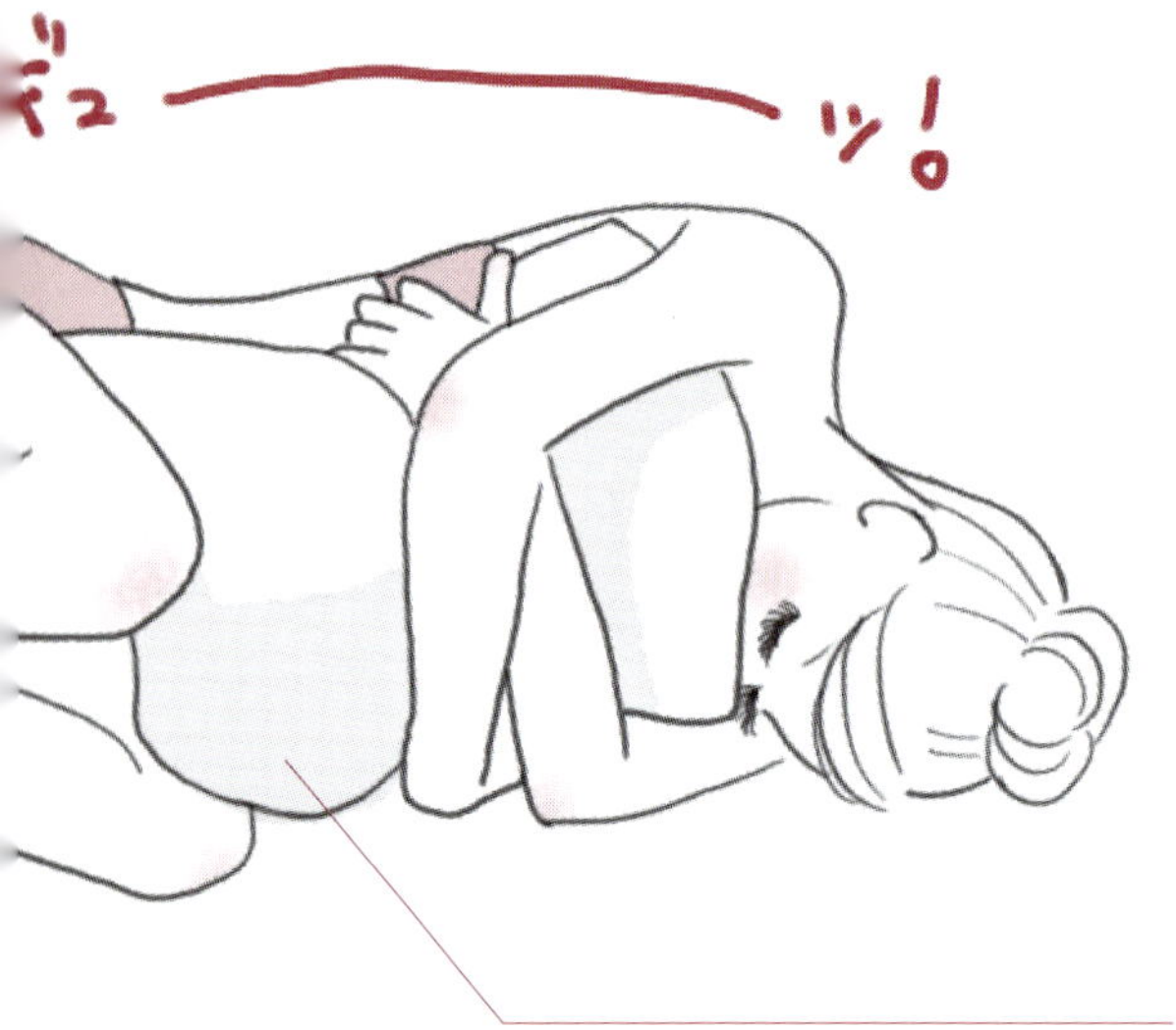

肌触りの良いもので行うと、より安心感が得られます。

◆効果

ストレスケア **不安解消** **アタッチメント効果**

不安症状のある方や、なかなか安眠できないという方にオススメです。パートナーと行う場合は、アタッチメント効果を高めてくれます。

◆やり方

①横向きに寝る。

②枕、または毛布などの**柔らかい素材のものを、両脚、両腕で抱きしめる。**

③**吸うのに4秒、吐くのに6秒を目安に**、ゆっくり深く腹式呼吸を繰り返す。

◆Point

「一つ巴」で行う場合は、とてもリラックスするポーズになります。

呼吸が浅くなったり、早くなったりしないこと。

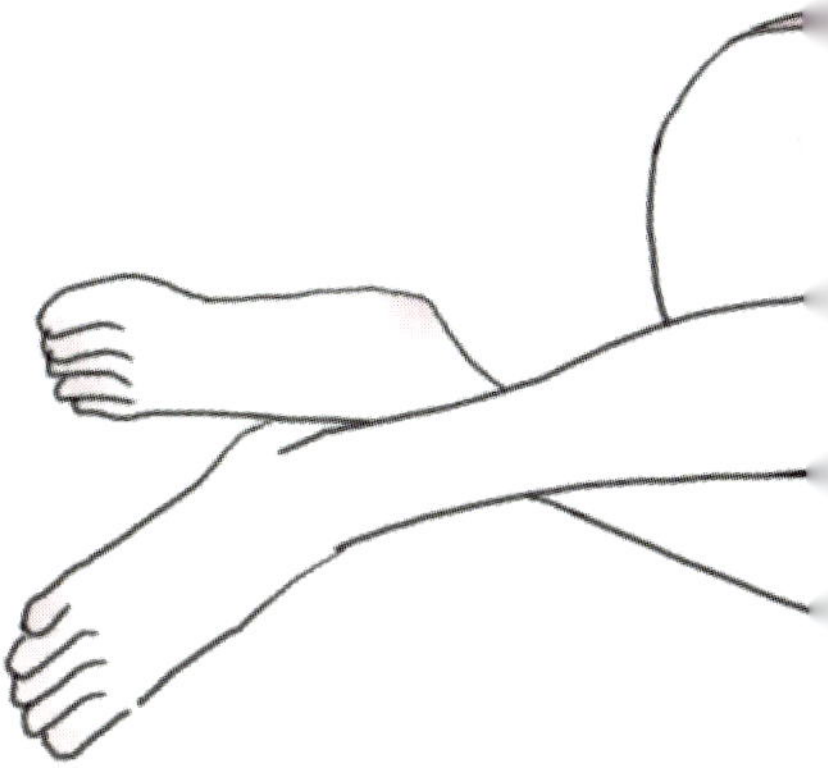

二つ巴とは

日本伝統の巴の文様に例えた、前戯の体位です。お互い横向きになり、69の状態でパートナーと抱き合いながら行います。

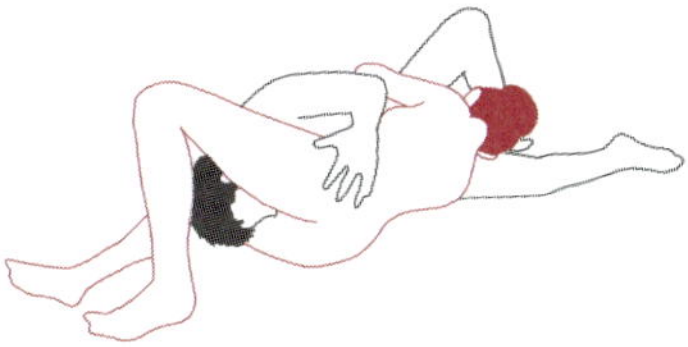

寝ながらできるホルモン活性術【②うつ伏せ編】

10手 茶臼のばし

CHAUSU-NOBASHI

血流を良くし、代謝を上げる

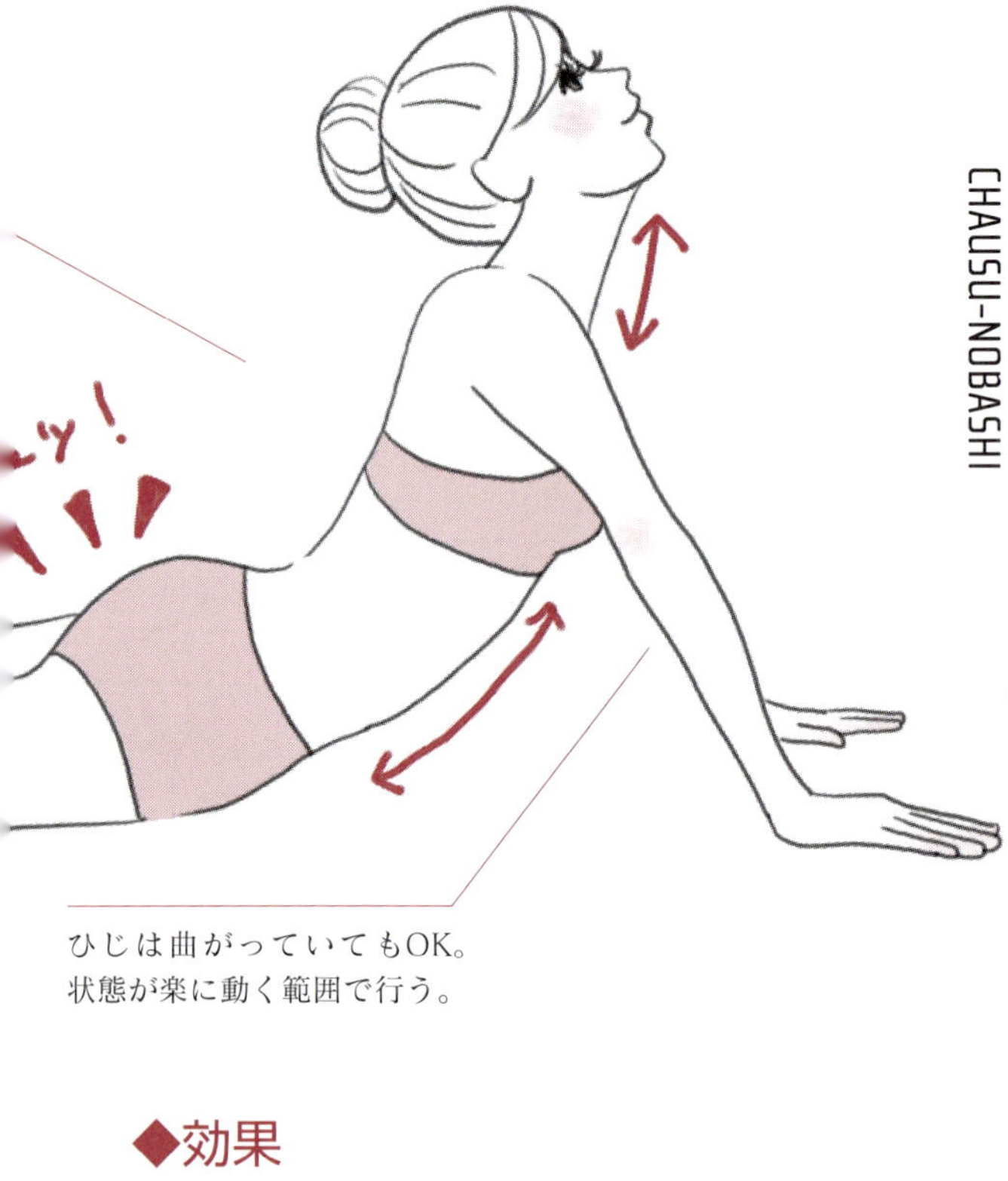

ひじは曲がっていてもOK。
状態が楽に動く範囲で行う。

◆効果

血液循環 **代謝向上** **睡眠ケア** **自律神経調整**

脊椎と、心臓のチャクラに作用し、血液循環を高めていきます。状態を反らす動きはカラダをしなやかに魅せます。

◆やり方

①うつ伏せになり、顎を床にのせ、**指先は前に向けて、手を肩の下におく。**

②ゆっくり腕を伸ばしながら、**上半身を起こし、背中を後方に引っ張る。**

③状態をキープし、**腹式呼吸を6回（1分）。**

上半身を勢いよく起こさないこと

◆Point

脚はもちろん、全身をしっかりストレッチしていきます。YOGAの「コブラのポーズ」で行っていきます。

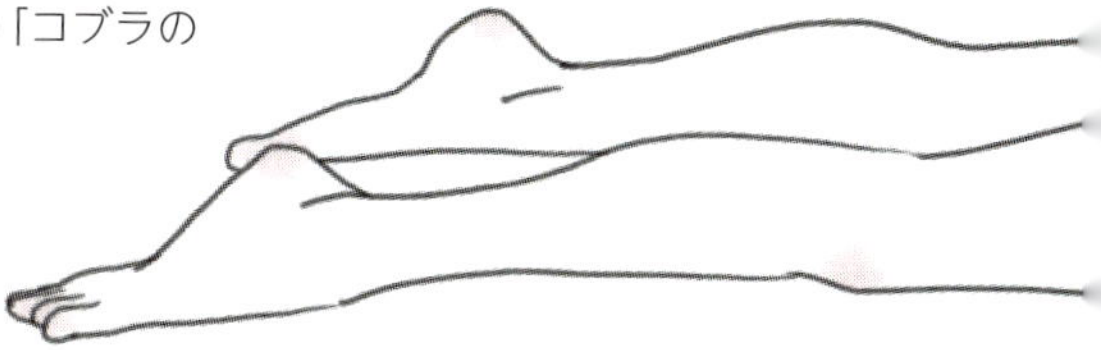

茶臼のばしとは

女性上位のことを「茶臼」といい、「茶臼のばし」とは、茶臼の状態で脚をしっかり伸ばし、パートナーへの刺激を高めるポーズです。

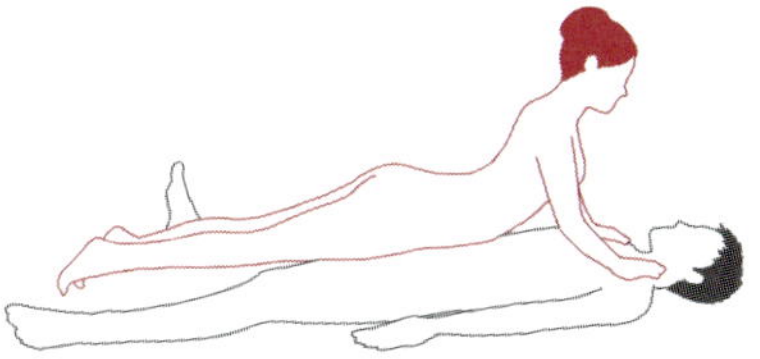

11手 雁が首

KARIGAKUBI

首のコリを取り、自律神経を整える

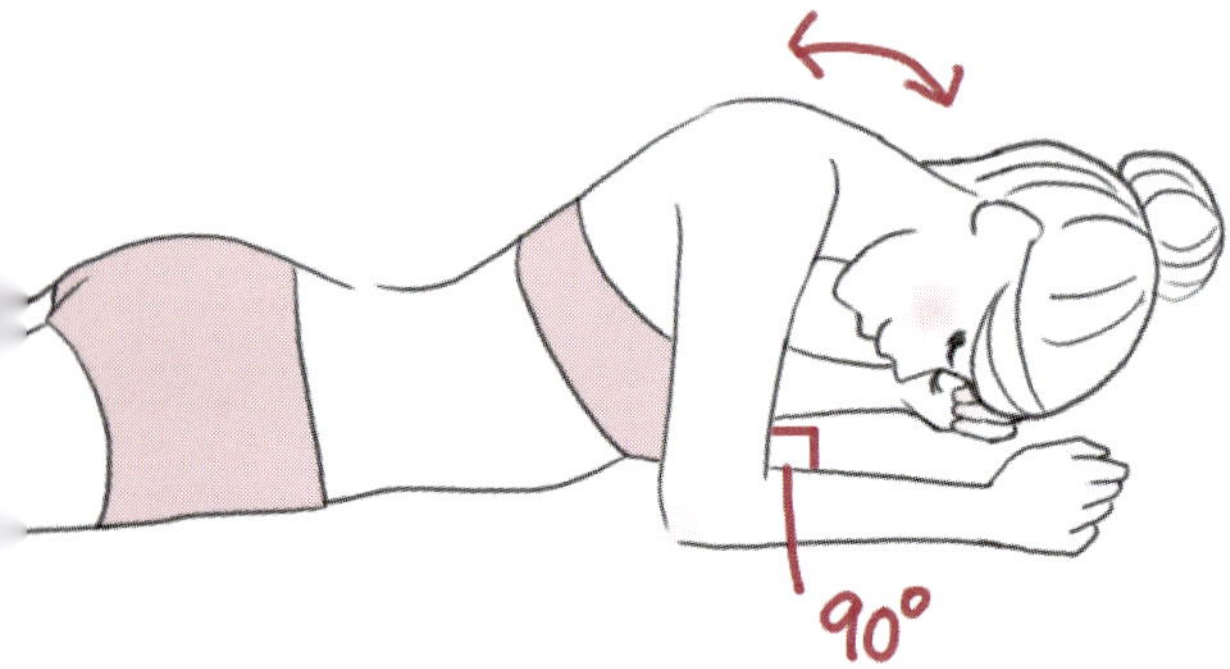

勢いよく首を動かすと怪我するので、動かせる範囲でゆっくり行う。

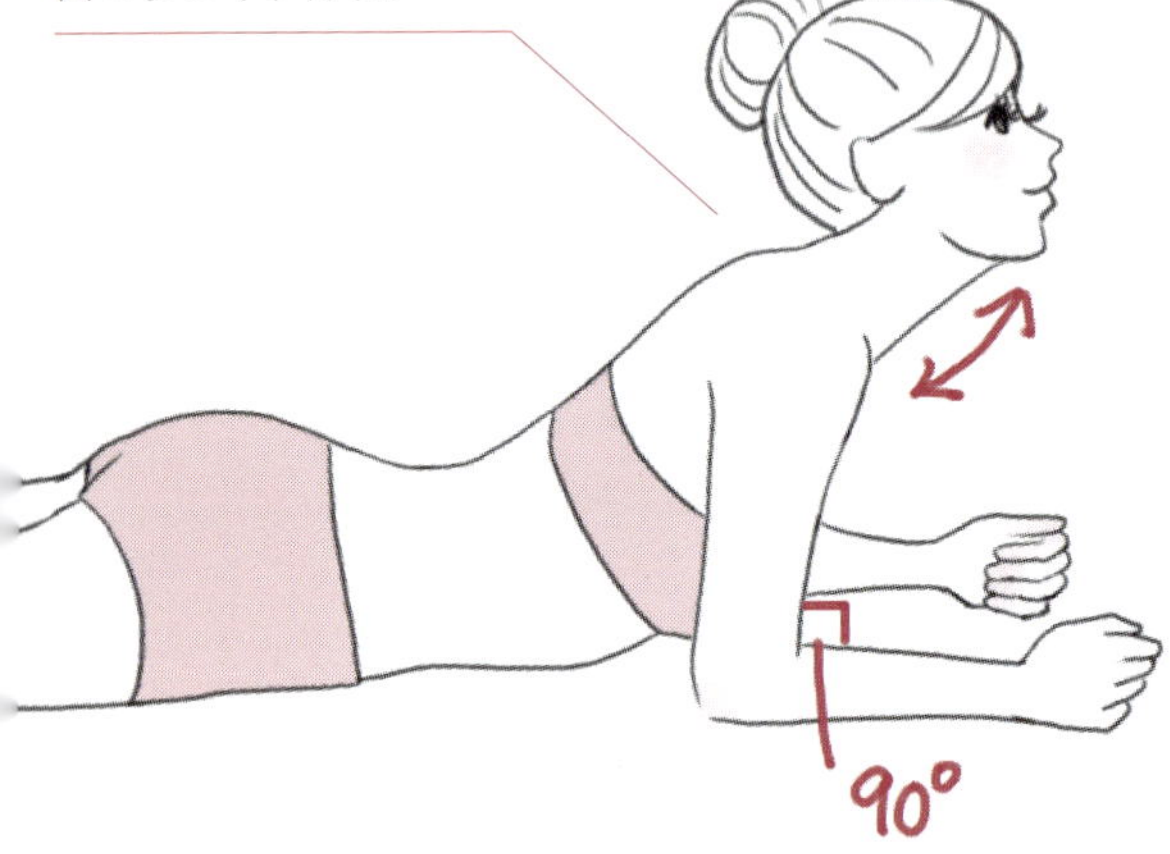

◆効果

首コリ解消 **自律神経調整**

首を柔軟にし、コリの改善と予防に効果的です。自律神経の正常化にも効果的です。

◆やり方

①うつ伏せになり、**腕が90度になるように、両ひじを床につける。**

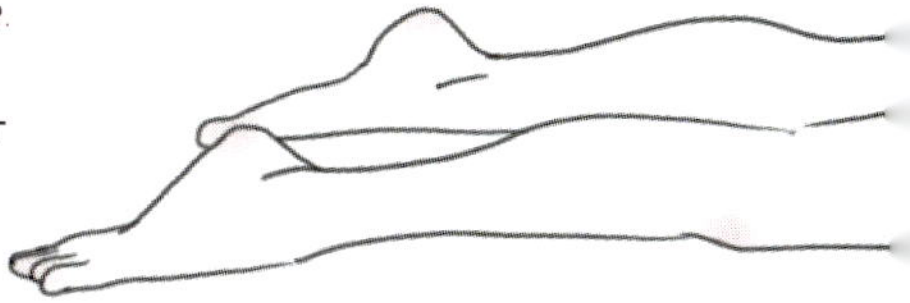

②**息を吐きながら**ゆっくり頭を下げて首の後ろをストレッチ。

③今度は、**息を吸いながら**頭を上げて、目線がなるべく天井を向くように、喉をストレッチ。

④腹式呼吸に合わせて、ゆっくり5回。

◆Point

首のコリは自律神経の調整とも深くかかわってきますので、しっかり首をストレッチし可動域を広げ、しなやかさを身につけます。

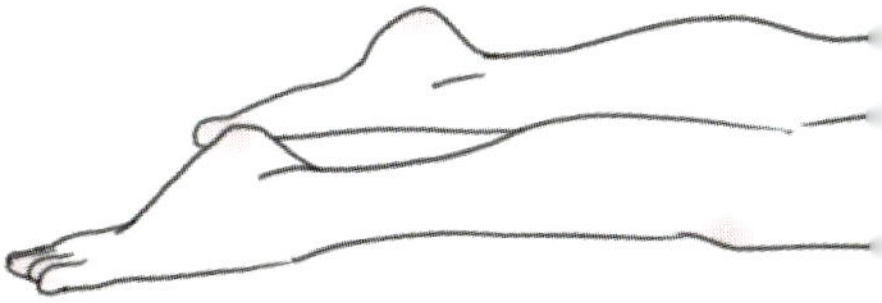

雁が首とは

なんともストレートなネーミングです。名の通り、いわゆるフェラチオの体位です。江戸遊女は、「雁が首」の扱いがとても上手だったそうです。挿入時間を減らし、自分のカラダを守るために技を磨いたそうです。

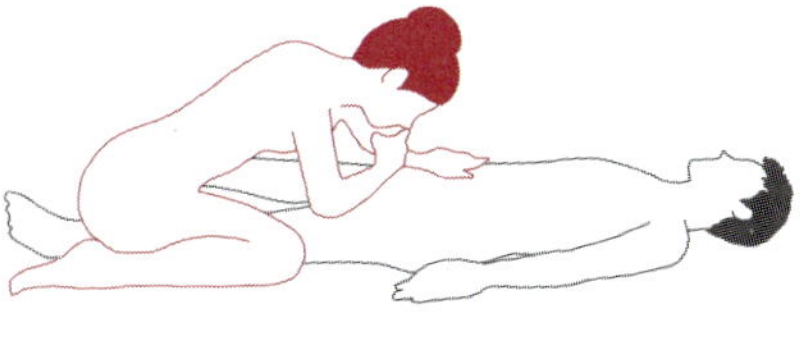

12手 千鳥の曲

CHIDORINO-KYOKU

股関節のリンパの流れを促す

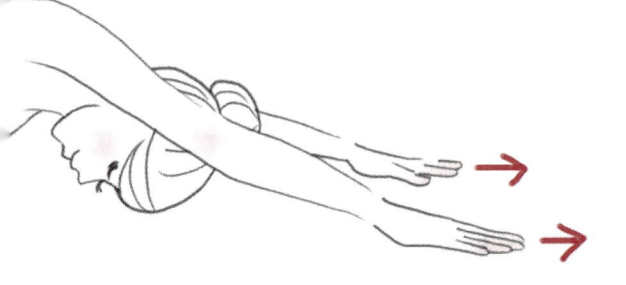

◆効果

股関節柔軟 **むくみ解消**

内股が張りやすい方や、下半身のむくみが気になる方にオススメです。

◆やり方

①お姉さん座りになる。

②息を吐きながら、そのまま前屈し、**手を前方遠くへ伸ばす。**

③**後方にある脚を更に後ろへ伸ばし**、股関節が伸びていることを確認する。

④状態をキープし、**腹式呼吸を6回（1分）。**

⑤脚を組み替えて、同じく繰り返す。

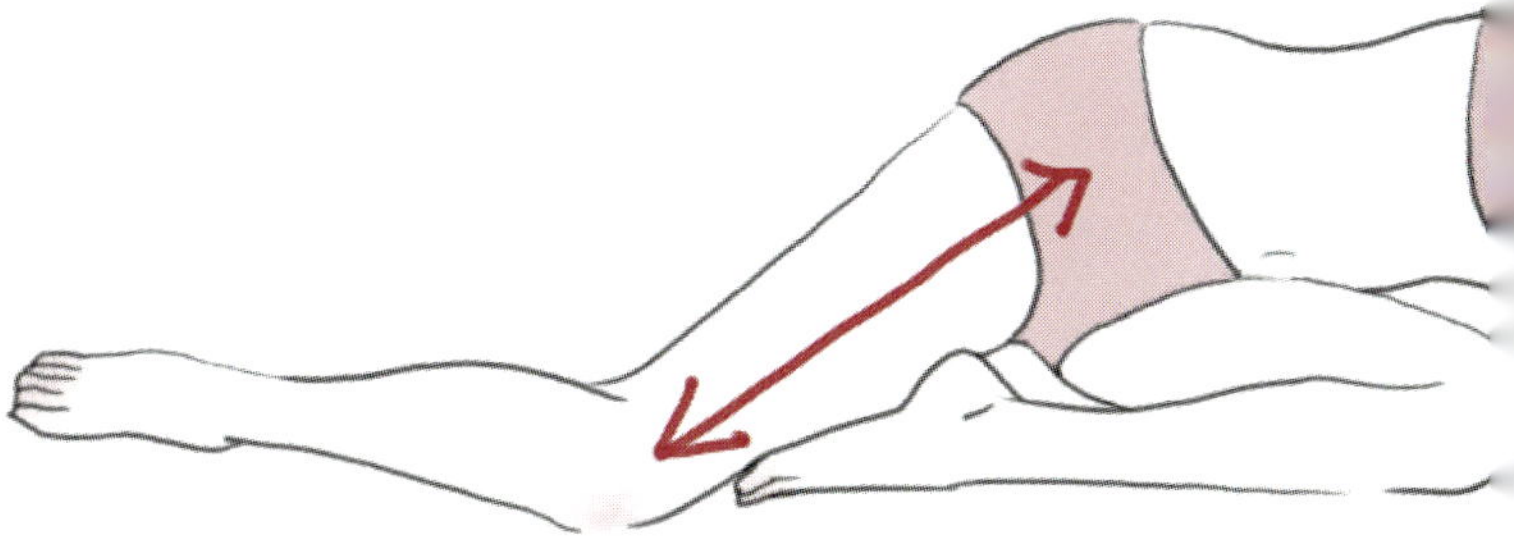

ひざの痛い方は無理をしないこと。

◆Point

正座から脚を崩したポーズで、股関節をストレッチし、リンパの流れを促します。

千鳥の曲とは

古今和歌集と金葉集に登場する「千鳥の歌」に曲をつけた和楽のタイトルから名前が付けられたそうです。女性のポーズが「千鳥の曲」を琴で演奏する姿に例えられた、フェラチオの体位です。

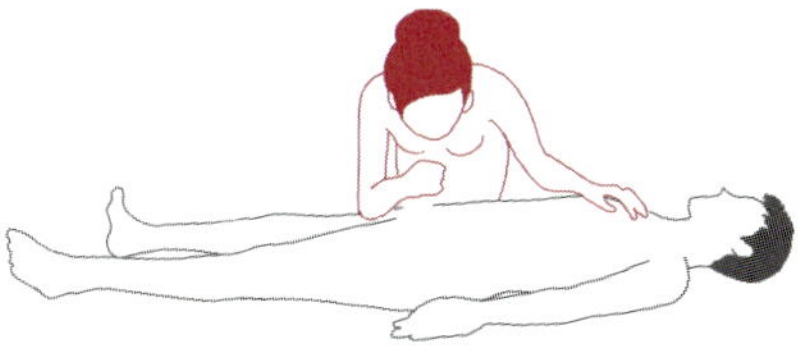

13手 燕返し

TSUBAMEGAESHI

体幹を鍛え、美尻をつくる

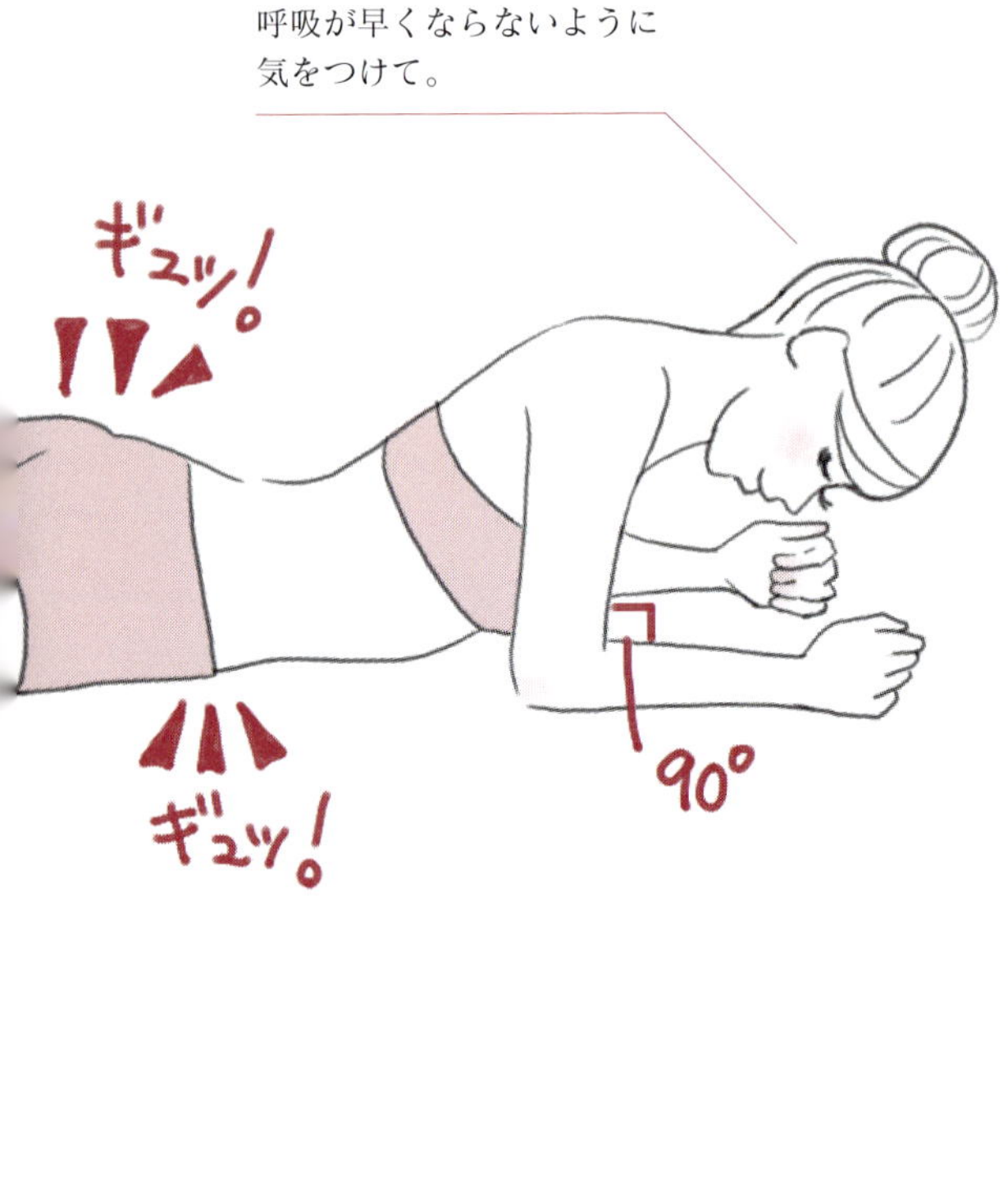
呼吸が早くならないように
気をつけて。
ギュッ！
ギュッ！
90°

◆効果

体幹強化 **美脚効果** **桃尻効果**

脚をしっかり上げることにより、ヒップアップと体幹強化に効果的です。

◆やり方

①うつ伏せになり、**ひじが90度**になるように床につけ、上半身を起こす。

②お腹をしっかり床につけ、**肛門を締めたら、片脚を上げる。**

③**下の足の甲はしっかり床につけ**、両脚をつま先まで伸ばす。

④足が上がりきったら状態をキープし、**腹式呼吸を6回（1分）。**

⑤逆脚も繰り返す。

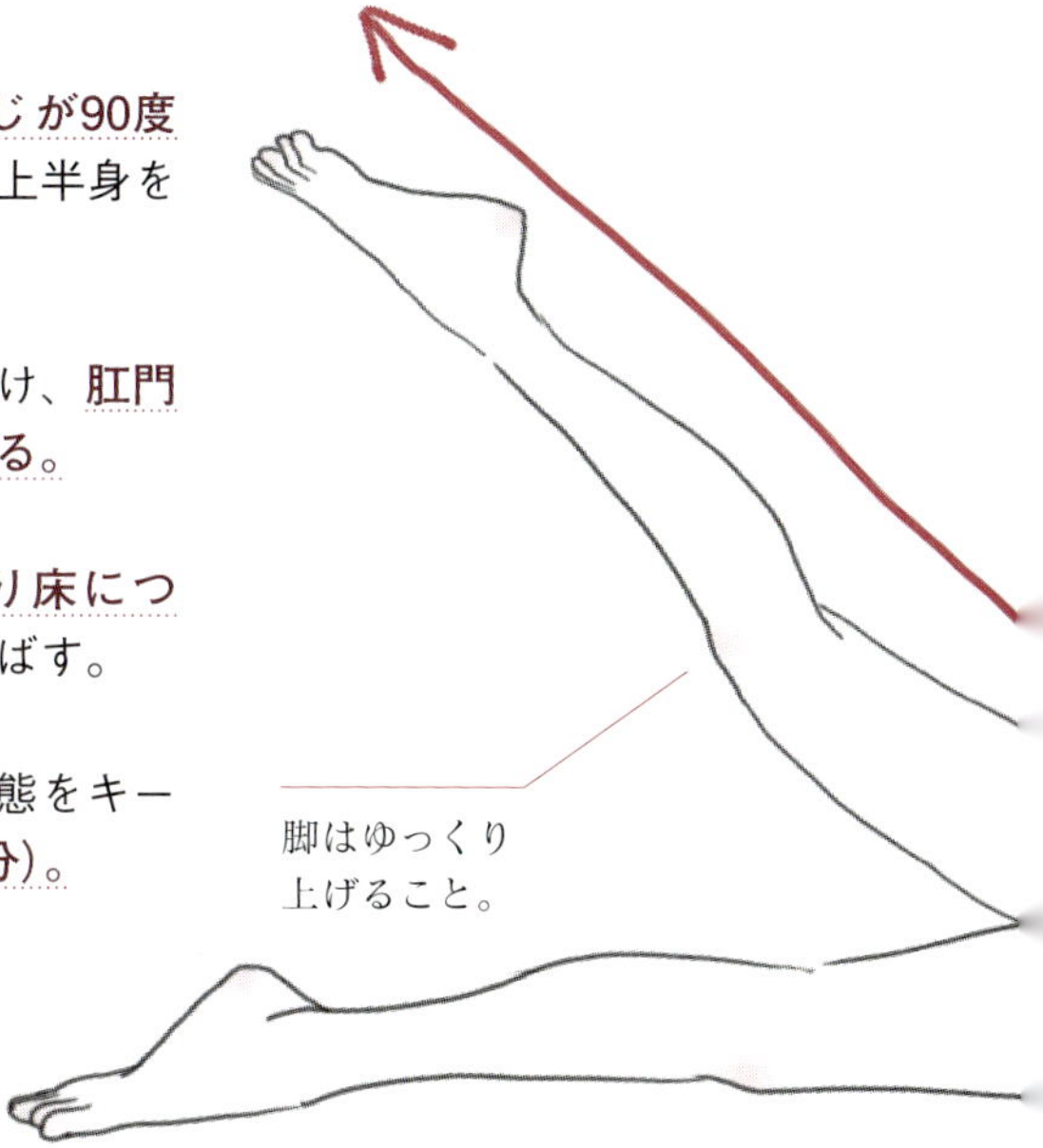

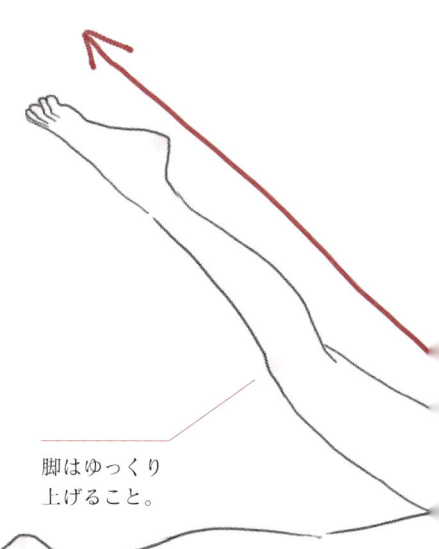

◆Point

脚を高く上げるには体幹とお尻の筋肉が必要なので、しっかり鍛えていきましょう。

燕返しとは

女性がうつ伏せになり、片脚を高く上げた姿を、燕が宙返りをする様に比喩した体位です。柔道の足技のひとつでもあり、剣術のひとつにも登場します。上げた脚の間からフィットされる、背面の体位です。

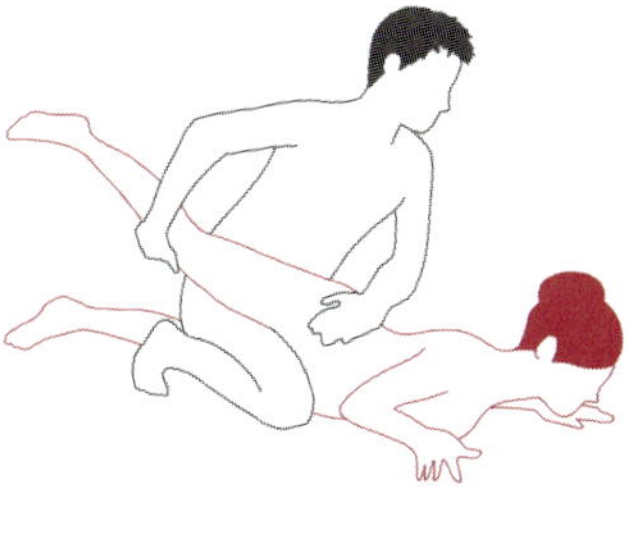

14手 浮き橋

UKIBASHI

体幹と二の腕を鍛える

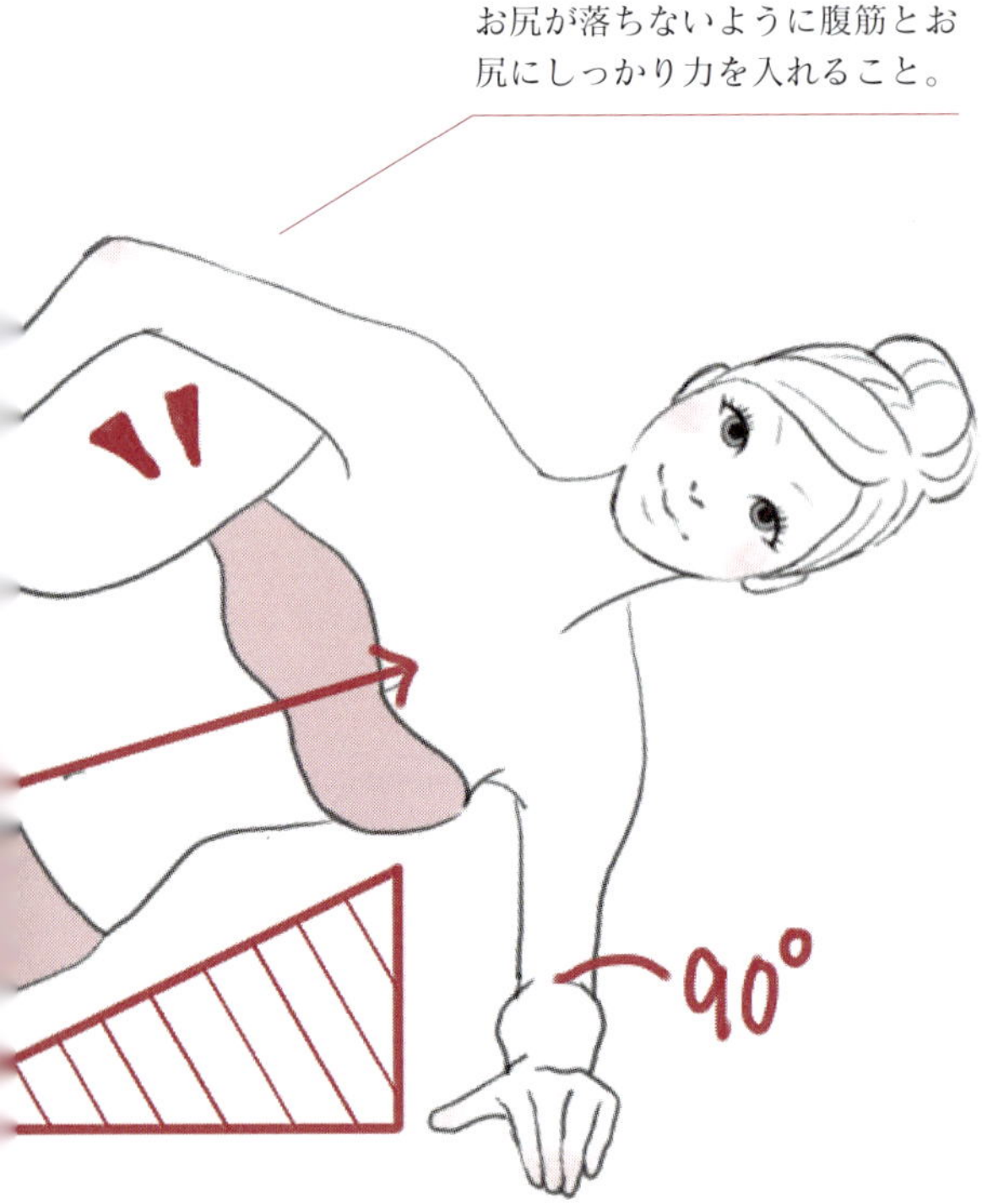
お尻が落ちないように腹筋とお尻にしっかり力を入れること。
90°

◆効果

体幹強化 **二の腕引き締め**
バランス感覚 **集中力強化**

体幹強化と、二の腕引き締め効果があります。

◆やり方

①うつ伏せから横向きになり、**下の腕のひじは胸の下へ置く。**

②**カラダをまっすぐにキープ**しながら、下の腕で上半身を起こし、**ひじは90度**に曲げる。

③肛門と膣を締め、腹筋に力を入れたらお尻を上げ、状態を真っすぐにする。

④もう片方の手はお腹の前についてて支えても良い。

⑤状態をキープし、**腹式呼吸を6回（1分）。**

⑥逆側も同じく繰り返す。

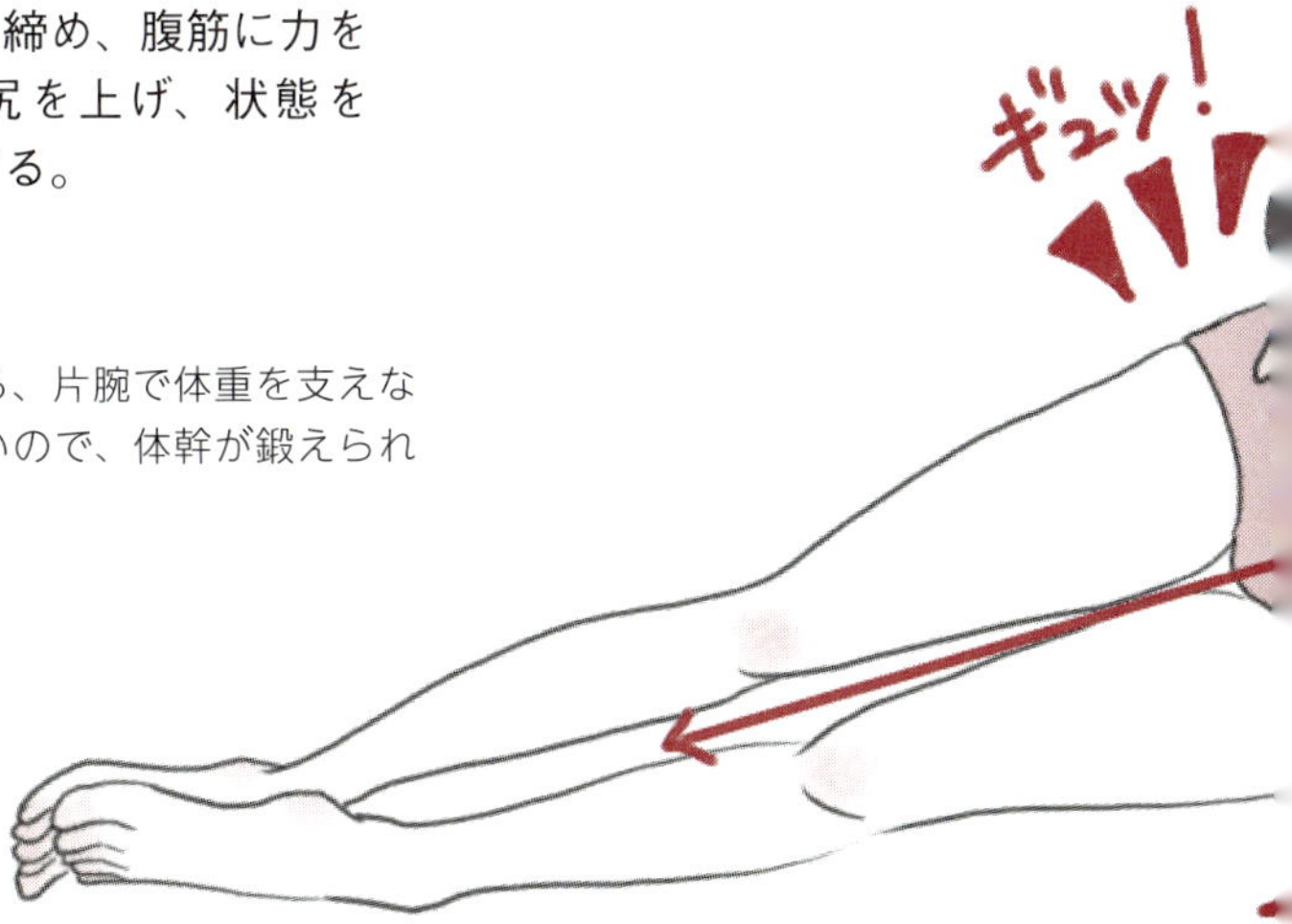

◆Point

横になりながら、片腕で体重を支えなければならないので、体幹が鍛えられるポーズです。

浮き橋とは

ロープでつないだ船の上に板を置いて橋にしたものを「浮き橋」と言い、横になりながらカラダを浮かせた女性の姿を比喩したもので、背面からフィットされる体位です。赤ちゃんに授乳しながらできる体位として、春画に度々登場しています。

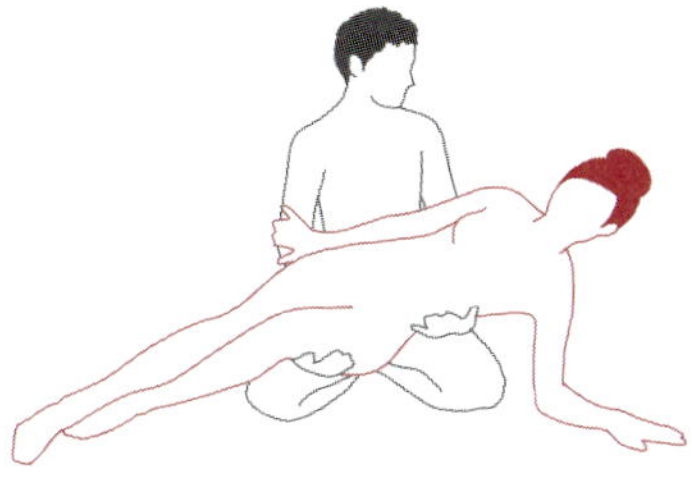

15手 鵯越え

HIYODORIGOE

セクシーな所作を習得する

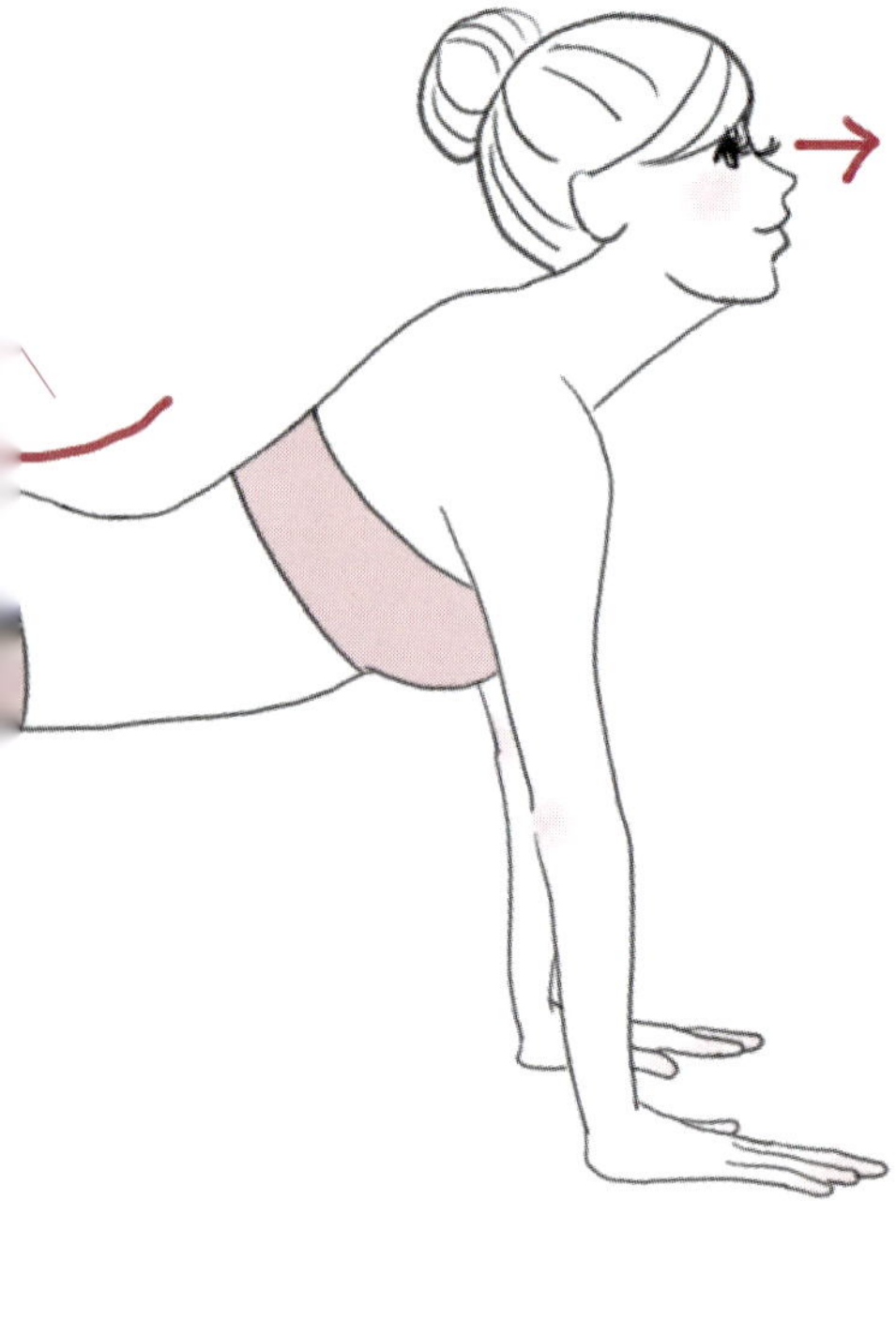

◆効果

セクシー　骨盤底筋強化　生理痛ケア

子宮力　腰痛予防

腰痛や生理痛のある方にもオススメです。
背中のリフトアップ効果も期待できます。

◆やり方

①両手、両ひざを床につける。

②両ひざは腰の下、両手は肩の下に。

③**息を吸いながら、お腹は床へ、お尻の仙骨は天井の方へ引っ張られるイメージ**で状態を反らせる。

④**目線は真っすぐ正面**を見る。

⑤**息を吐きながらリラックス**し、5回繰り返す。

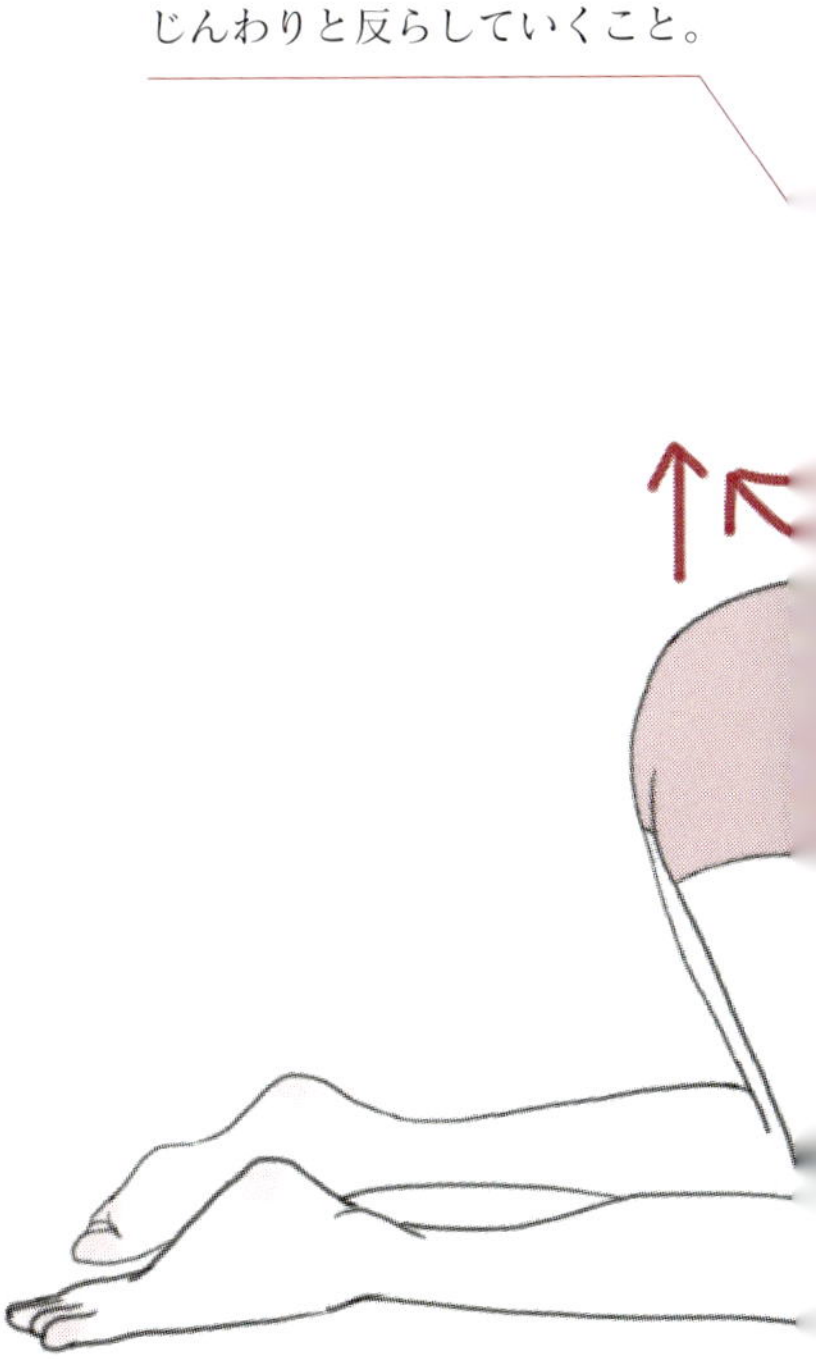

◆Point

背中からヒップまでのラインをキレイに魅せるポーズです。YOGAの「牛のポーズ」、または、「猫のポーズ」の背中を反らすポーズで行っていきます。主に子宮に通じるポーズとされています。

鵯越えとは

平安時代にあった、一の谷の戦い（源氏と平氏の戦い）の戦地だった山の難路のことを「鵯越え」と言います。この戦地で、背後から交戦を仕掛けたことに例えられた、スタンダードな背面の体位です。後に登場する47手「鵯越えの逆さ落とし」にストーリーは続きます。

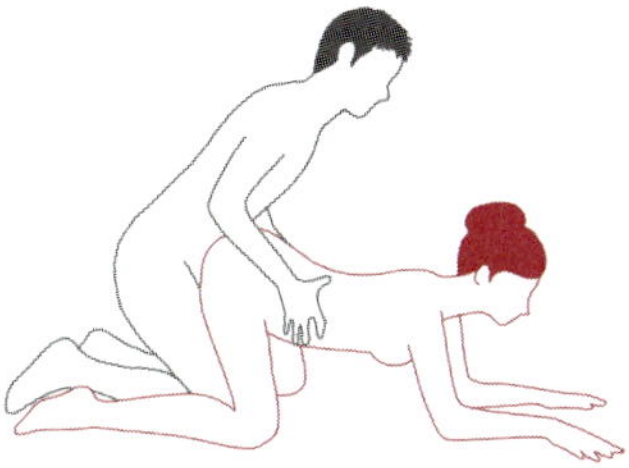

寝ながらできるホルモン活性術【③仰向け編】

16手 達磨返し

DARUMAGAESHI

リラックスして、内臓の調子を整える

両ひざがパカっと開かないように気をつけること。

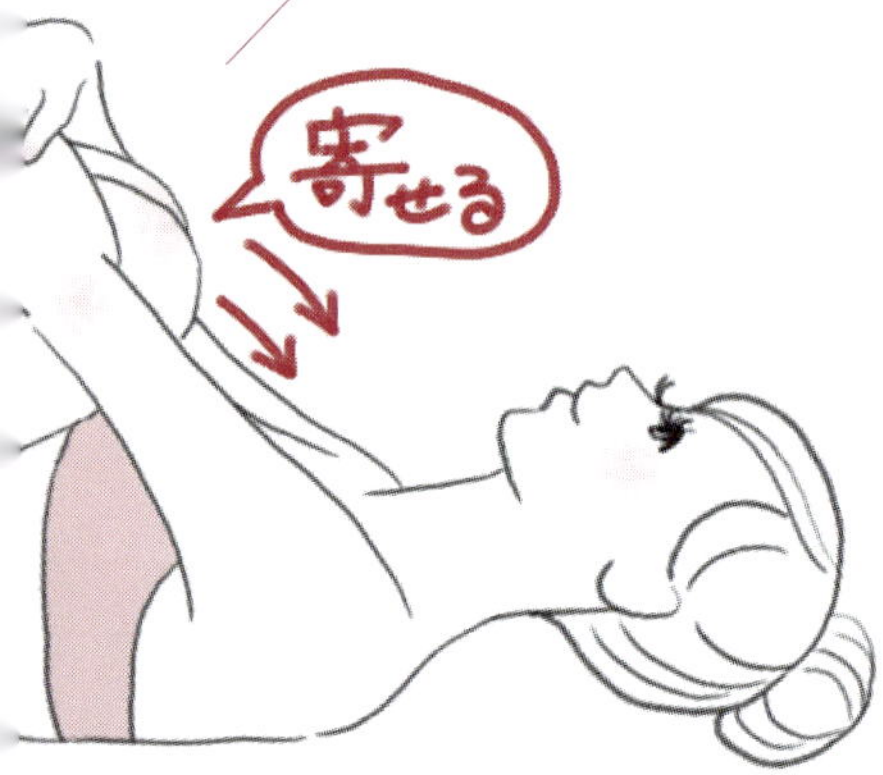

◆効果

整腸作用　自律神経調整

リラックス　デトックス

腰痛のケアと、整腸作用があります。便秘やガスが溜まりやすい方にオススメです。

◆やり方

①仰向けになり、足をそろえる。

②**腹筋を使って両ひざを持ち上げ**、胸に引き寄せ、両手で抱える。

③状態をキープし、**余計な力を抜いたら、腹式呼吸を6回（1分）**。

◆Point

紐の代わりに、両手でひざを抱えて、腰をストレッチします。YOGAの「ガス抜きのポーズ」で行っていきます。

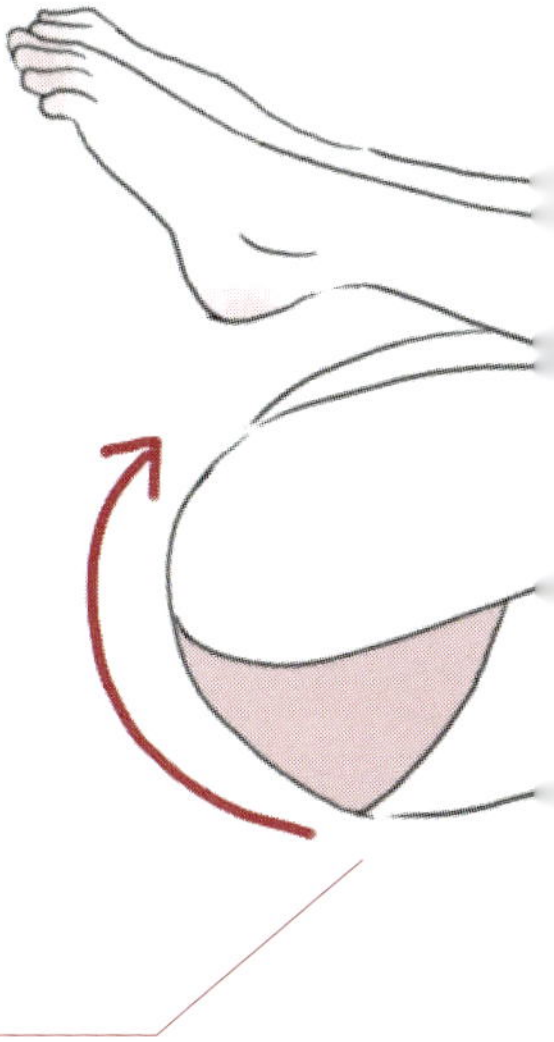

腰が伸びていることを感じること。

達磨返しとは

女性のポーズを、ひっくり返した達磨に比喩した体位で、江戸時代のSMです。ひざを紐で縛り、両脚をしっかり持ち上げるようにして行う正常位の体位です。

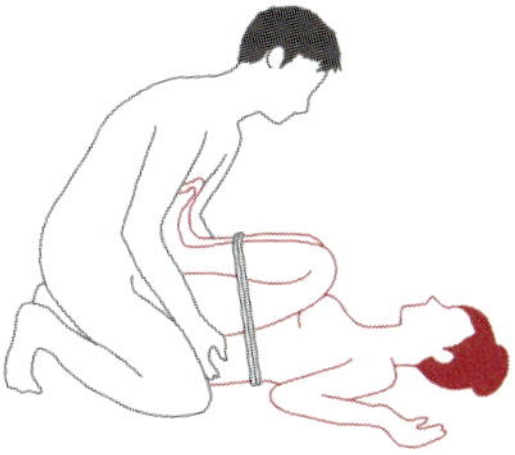

17手 理非知らず

RIHISHIRAZU

首のコリを解消し、腹筋を鍛える

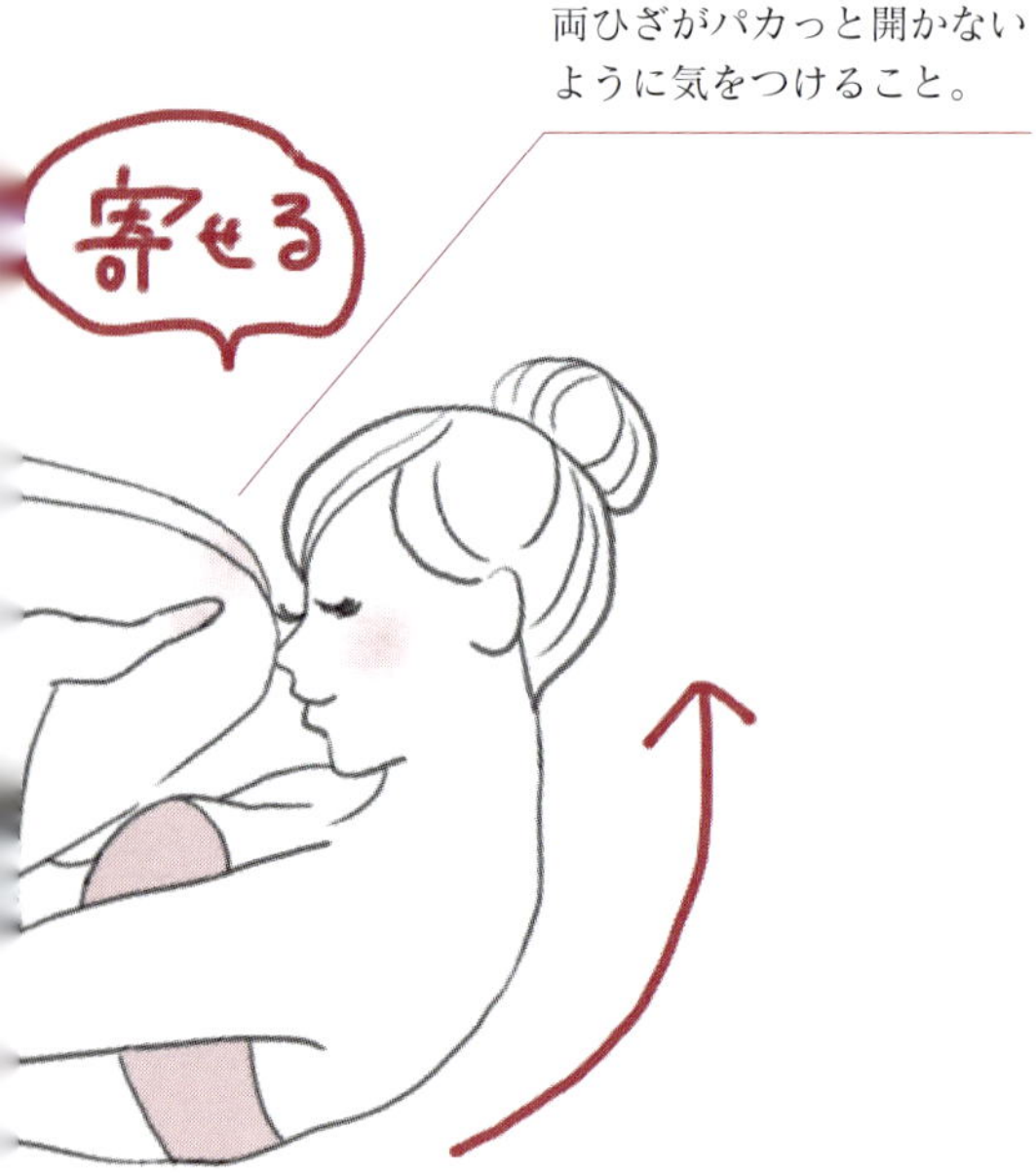
両ひざがパカっと開かない
ように気をつけること。
寄せる

◆効果

腹筋強化 **腰痛予防** **首コリ解消** **整腸作用**

腹筋強化、首のストレッチで首コリ解消、腰のストレッチで腰痛のケアと整腸作用が期待できます。

◆やり方

①仰向けになり、脚をそろえる。

②**腹筋を使って両ひざを持ち上げ**、胸に引き寄せる。

③両ひざを閉じ、両手をひざの裏に挟む。

④**更に腹筋に力を入れ**、ひざと額をくっつけるように、上半身と頭をひざに寄せる。

⑤状態をキープし、**腹式呼吸を6回（1分）**。

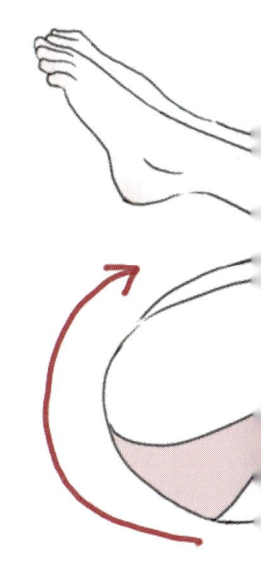

◆Point

16手「達磨返し」の延長で、更にストレッチを加えるものとして紹介します。腹筋を使って両脚を持ち上げます。

理非知らずとは

16手「達磨返し」同様、ひざを紐で縛り、更に両手も縛る、江戸時代のＳＭです。道理なんて気にしない！といったネーミングに江戸らしさを感じます。両手をパートナーの首に掛けてあげると、アタッチメント効果を高めてくれます。

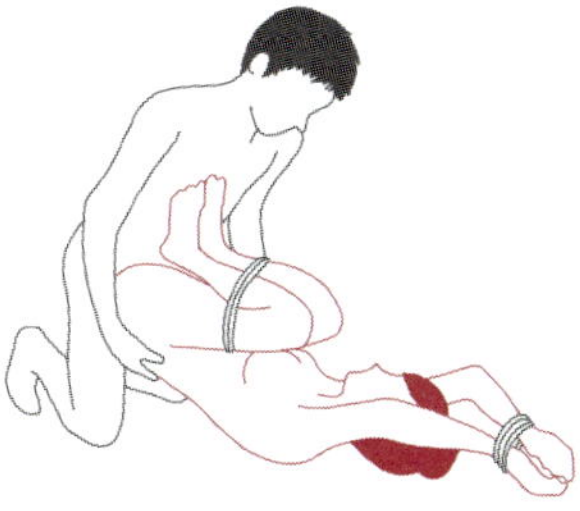

18手 立ち花菱

TACHIHANABISHI

ホルモンを整え、ヒップアップする

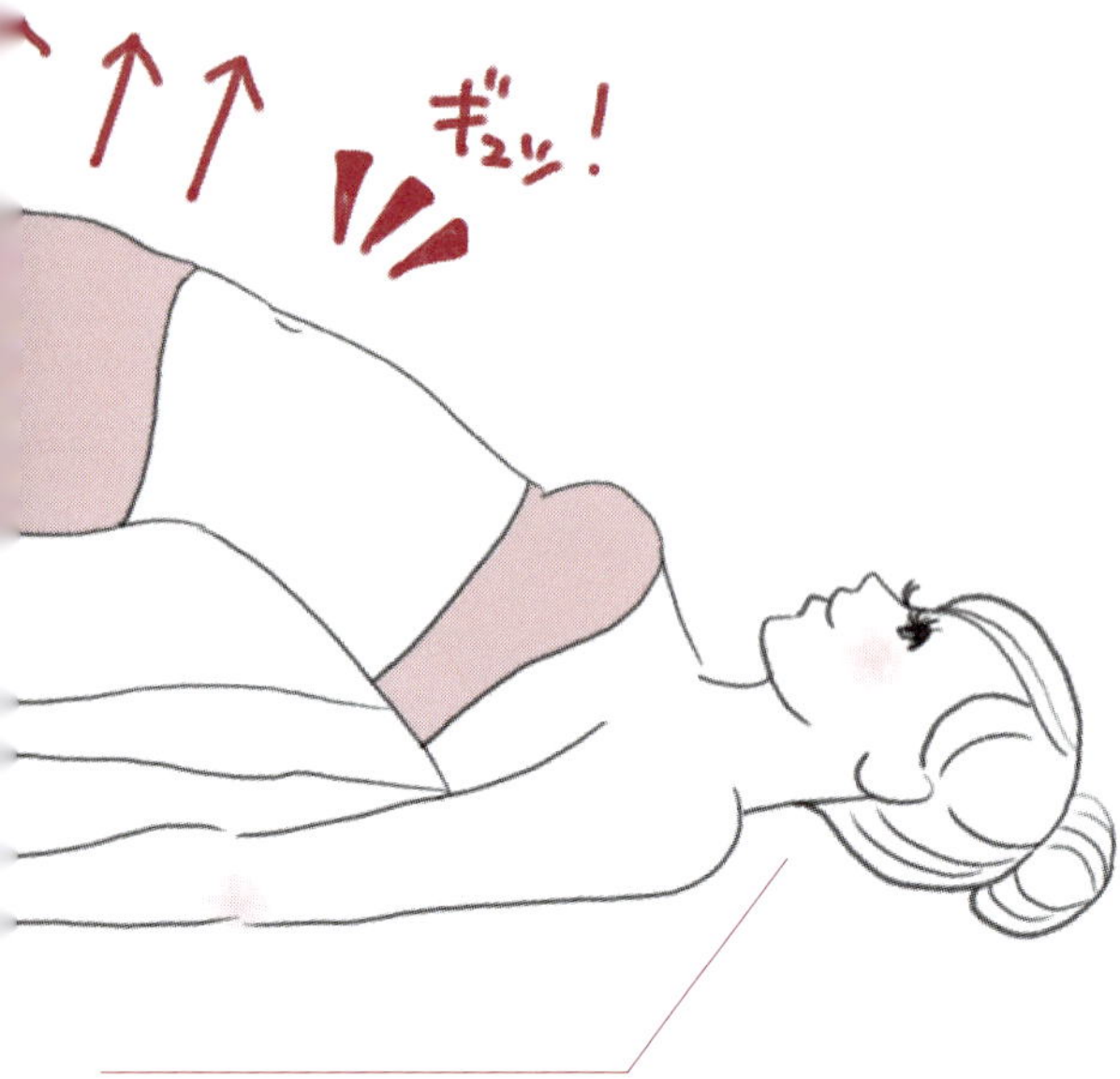

首の痛い方は無理しないこと。

◆効果

ホルモンバランス **自律神経調整** **桃尻効果** **首コリ解消**

首と胸のストレッチで、首コリ解消効果や、お尻の引き締め効果があります。副腎や甲状腺などのホルモン分泌調整、自律神経の調整にも期待ができるポーズです。

◆やり方

①仰向けになり、軽く足を広げる。

②**ひざの下に足が来るようにひざを曲げ**、手のひらは床へ向ける。

③肛門を締めて、お尻の筋肉に力を入れて、お尻を床から持ち上げる。

④**恥骨、お腹、胸を更に、上へ引っ張られるように**上げていく。

⑤状態をキープし、**腹式呼吸を6回（1分）**。

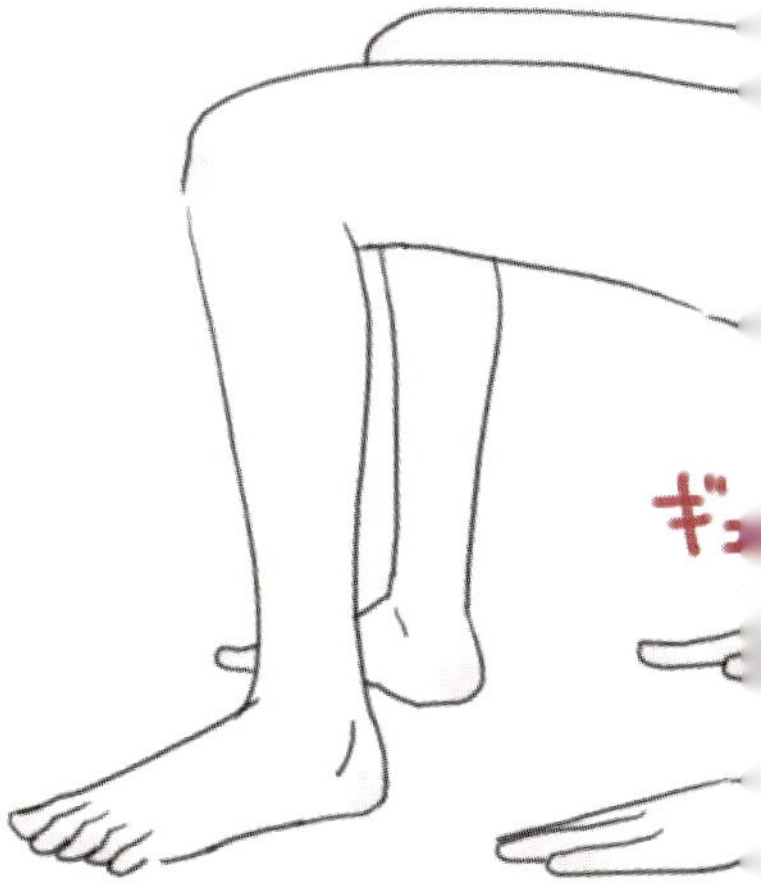

◆Point

体幹とお尻の筋肉で、しっかり腰を持ち上げなければなりません。YOGAの「橋のポーズ」によく似ています。

立ち花菱とは

女性が腰を浮かせ開脚した脚のかたちが、家紋の「花菱」に似ていることが名前の由来になった、前戯の体位です。パートナーはしゃがんだ状態で太ももの間に顔をいれます。

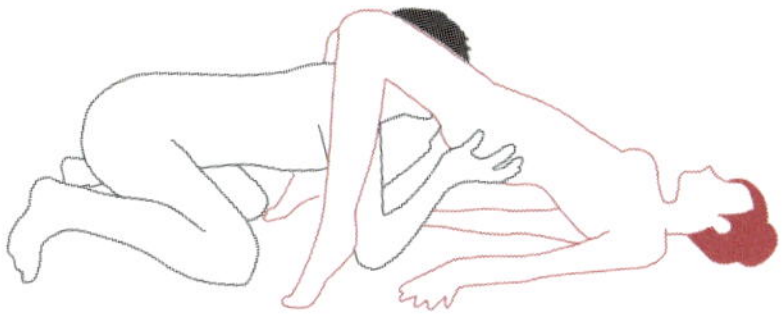

19手

松葉崩し

MATSUBAKUZUSHI

股関節を解放し、美脚にする

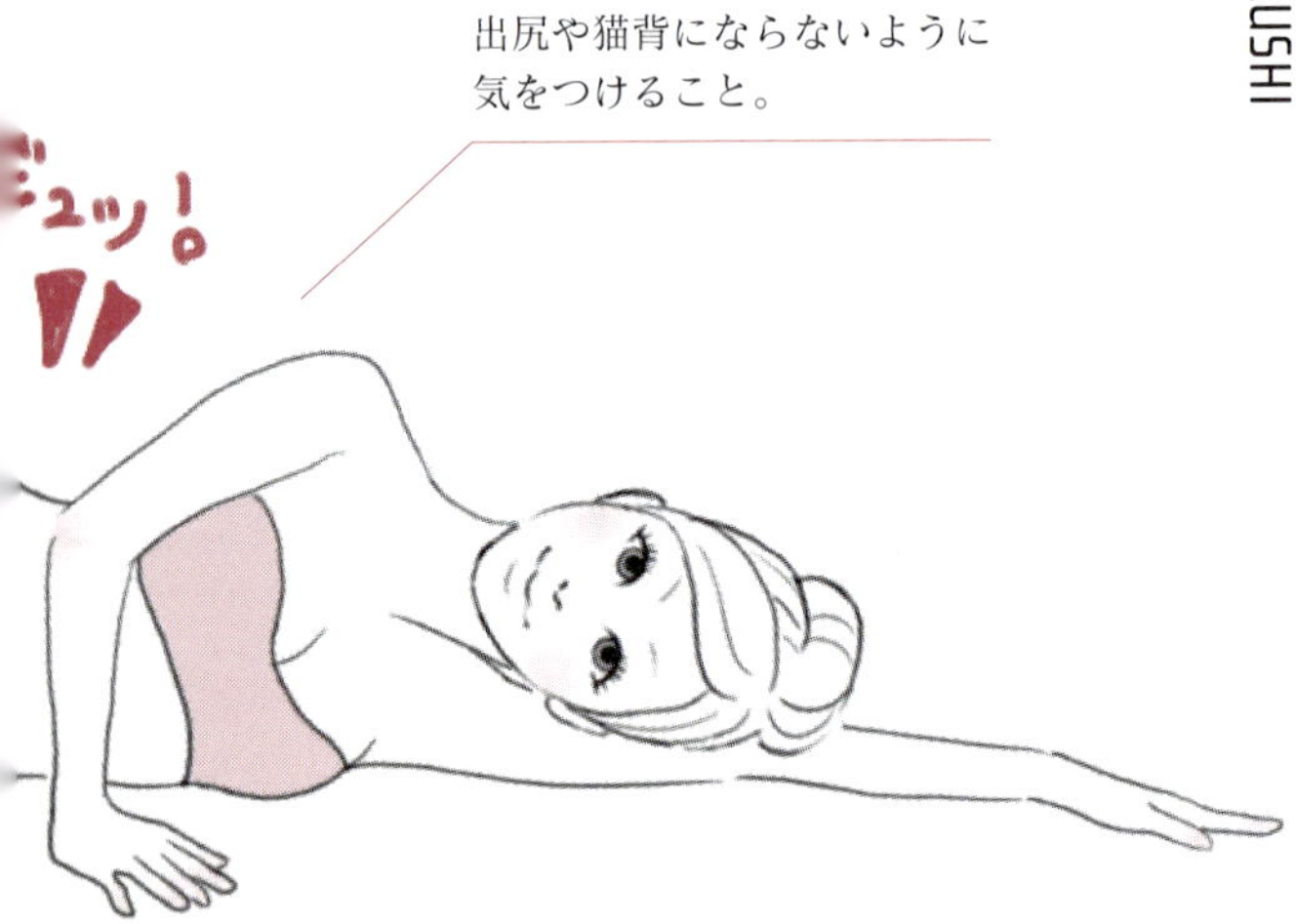
出尻や猫背にならないように
気をつけること。
ュッ!

◆効果

ウエストくびれ　体幹強化
美脚効果　股関節柔軟

ウエストのくびれをつくりながら、体幹を強化します。お尻の筋肉と脚全体の筋肉を使うので、ヒップアップ効果、美脚効果があります。

◆やり方

①横向きに寝て、**両脚はしっかり伸ばす。**

②下の手は頭の方へ伸ばし、上の手は胸の前につく。

③**上半身がブレないように、腹筋で支えながら、**上の脚を真っすぐ上げていく。

④全身のバランスが崩れないところで止める。

⑤状態をキープし、**腹式呼吸を6回（1分）。**

◆Point

しなやかで柔軟な脚の筋肉が必要になります。下半身の使い方がYOGAの「アナンタのポーズ」に似ています。

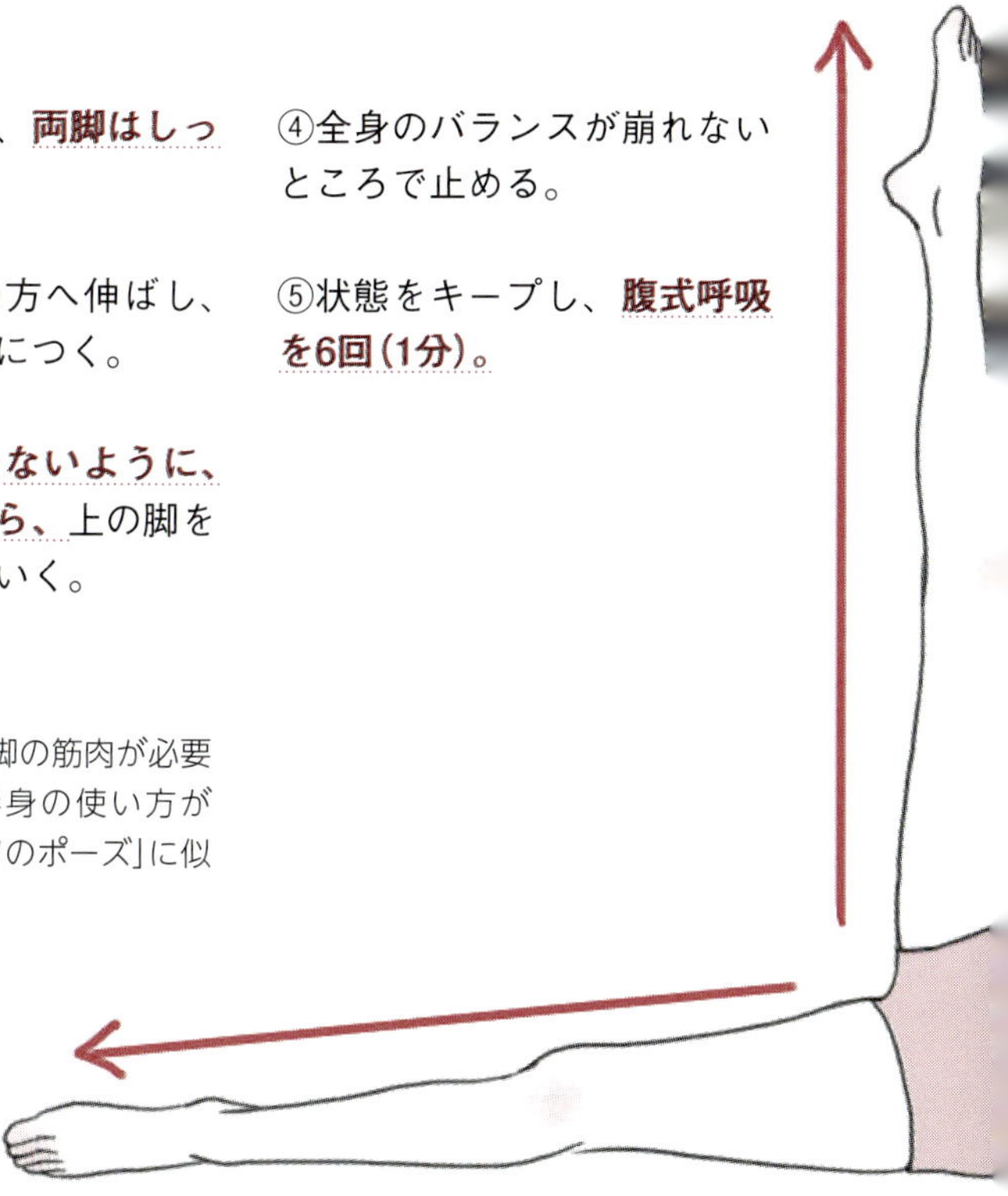

松葉崩しとは

女性の様を松の葉に比喩した横向き正常位のポーズです。江戸時代からとてもポピュラーな体位だそうです。パートナーは高く上げた脚を支えて、そこへ脚を交差するようにしてフィットさせる体位です。

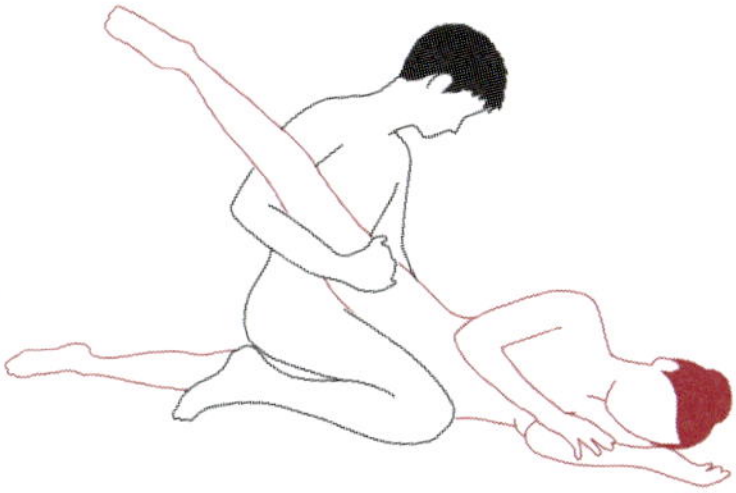

20手 深山

MIYAMA

ふくらはぎを伸ばしながらデトックス

上半身が浮かないように気をつけること。

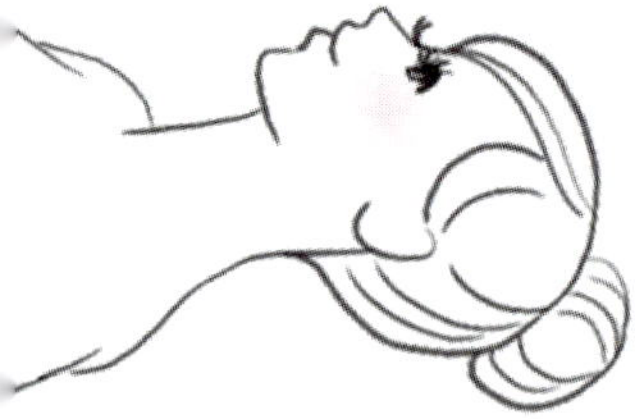

◆効果

便秘解消　内臓活性

腹筋強化　デトックス

便秘解消し、内臓機能を活性化させます。
腰痛予防にもオススメです。

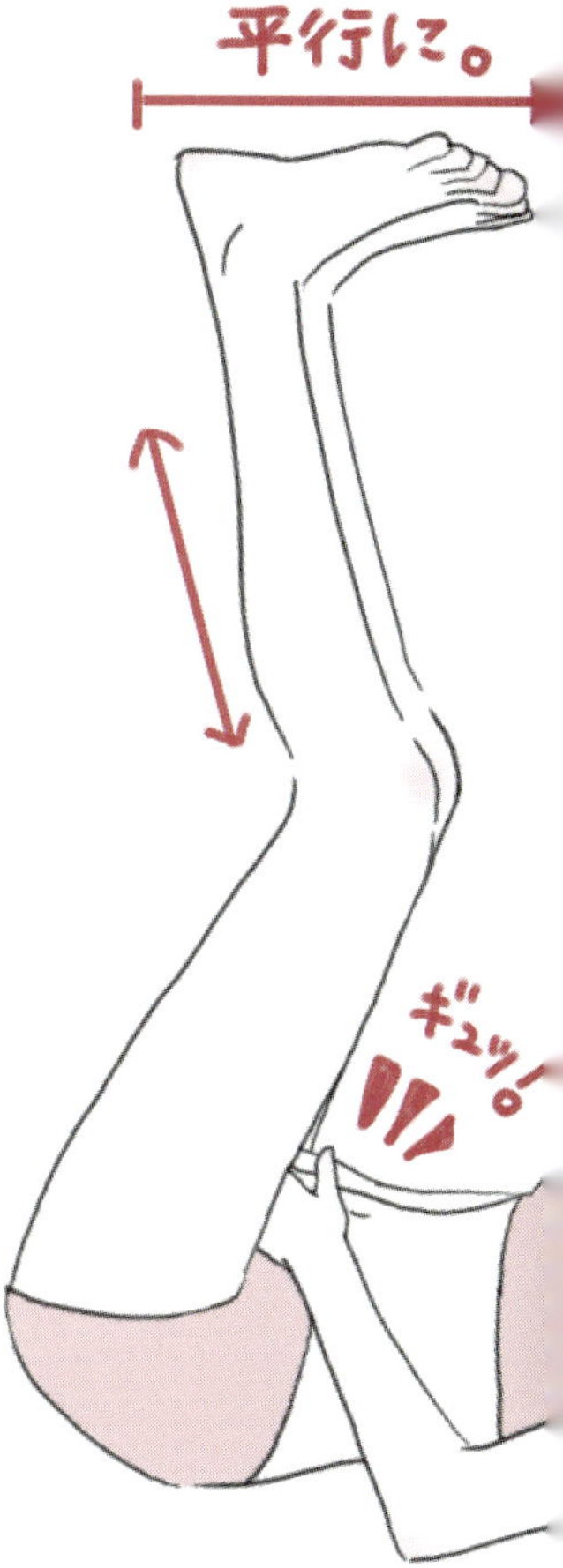

◆やり方

①仰向けになり、**両手はへそ下の丹田《たんでん》へ**おく。

②手をおいた丹田を意識し、腹筋に力を入れ、**腹筋の力で両脚を上げていく。**

③両脚は軽く開いた状態で、ひざを曲げ、**足の裏が天井と平行になるように、つま先は頭の方へ向ける。**

④ふくらはぎが伸びていることを意識しながら、状態をキープし、**腹式呼吸を6回（1分）。**

◆Point

腰のストレッチと股関節を刺激し、ふくらはぎもしっかり伸ばし、脚全体を柔軟にしていきます。YOGAの「幸せな赤ちゃんのポーズ」に似ています。

深山とは

女性が高く上げた両脚を、深山（奥深い山）に比喩した正常位の体位です。両脚をしっかり上げて、パートナーは「春の深山に分け入る」感じにフィットさせます。

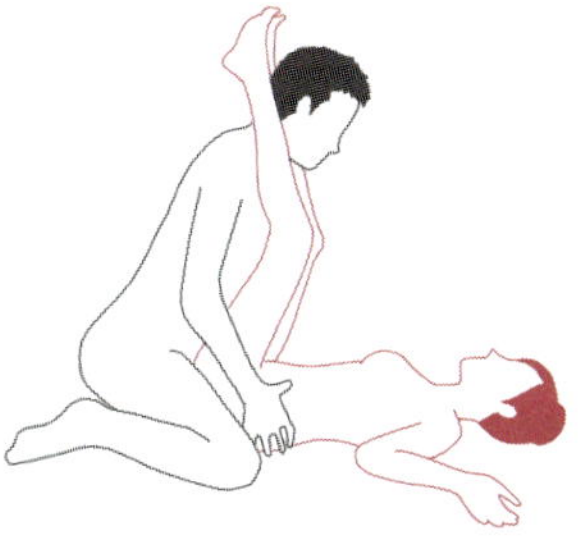

21手

千鳥

CHIDORI

太もも前面の筋肉を伸ばし、血流を促す

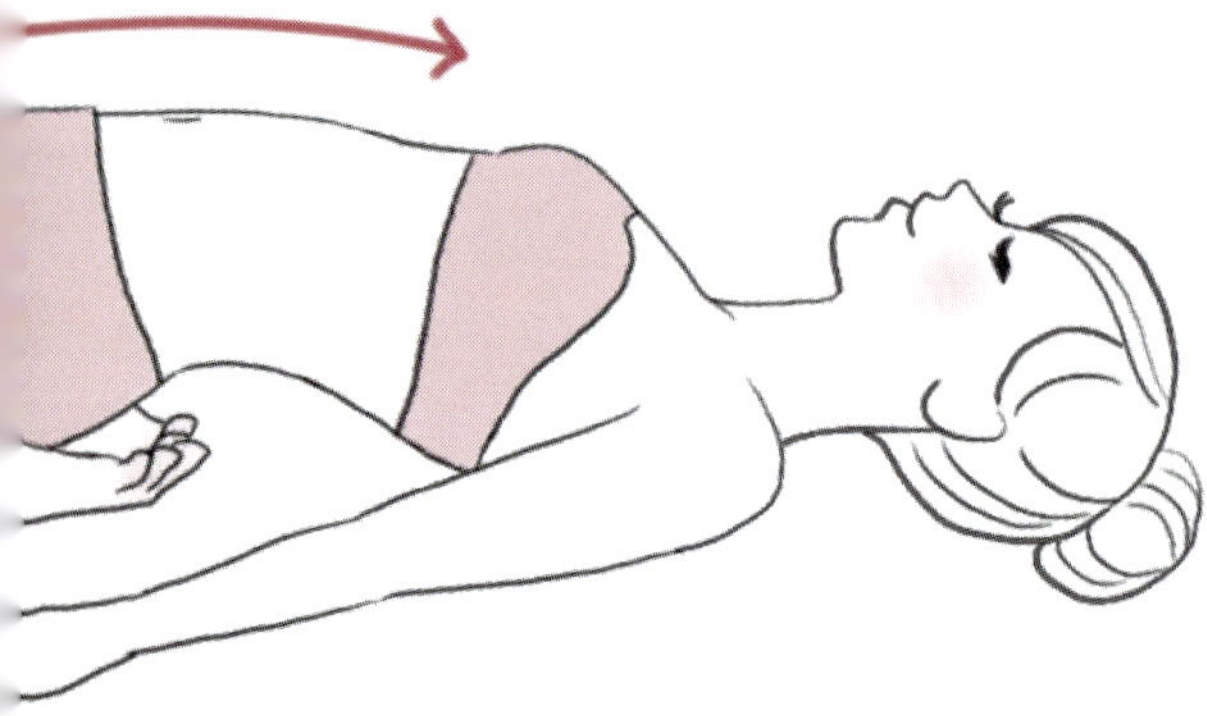

◆効果

睡眠の質向上　血流アップ　代謝向上

カラダの左右差が気になる方や、不眠症の方、入眠が悪い方にオススメです。頭痛緩和や坐骨神経痛の解消にも期待ができます。

◆やり方

①**足の甲を床につけ、内股座りになり**、しっかり姿勢を真っすぐにする。

②左右の坐骨がしっかり床についたら、手を後ろにつき、ゆっくりカラダを倒していく。

③**無理せず、倒せるところまで状態を倒したら、その状態をキープし**、目線は天井へ。

④状態をキープし、全身の力を抜いたら**腹式呼吸を6回（1分）**。

ひざが床から浮かないように気をつけること。

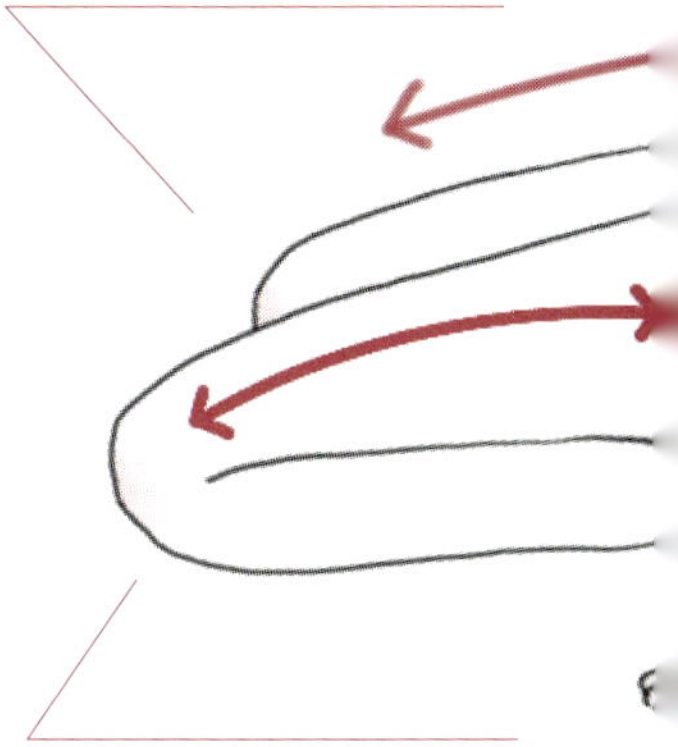

ひざと腰の痛い方は絶対に無理をしないこと。

◆Point

太ももと腹筋の大きな筋肉をダイナミックにストレッチし、血液循環、代謝向上など様々な健康効果を高めます。YOGAの「仰向け英雄のポーズ」で行っていきます。

千鳥とは

狂言の演目「千鳥」に登場する、「伏せられた千鳥」になぞっている正常位の体位です。女性はひざを曲げた状態で内股を締め、パートナーに刺激を加えるポーズなので、カラダの柔軟さが必要な体位です。

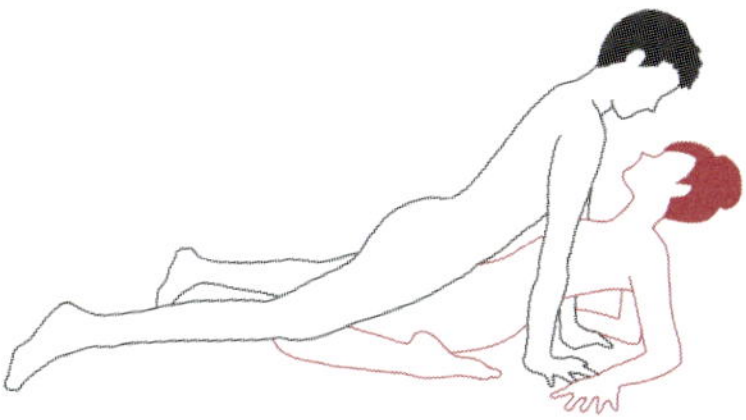

22手 撞木反り

SYUMOKUZORI

超セクシーポーズを習得

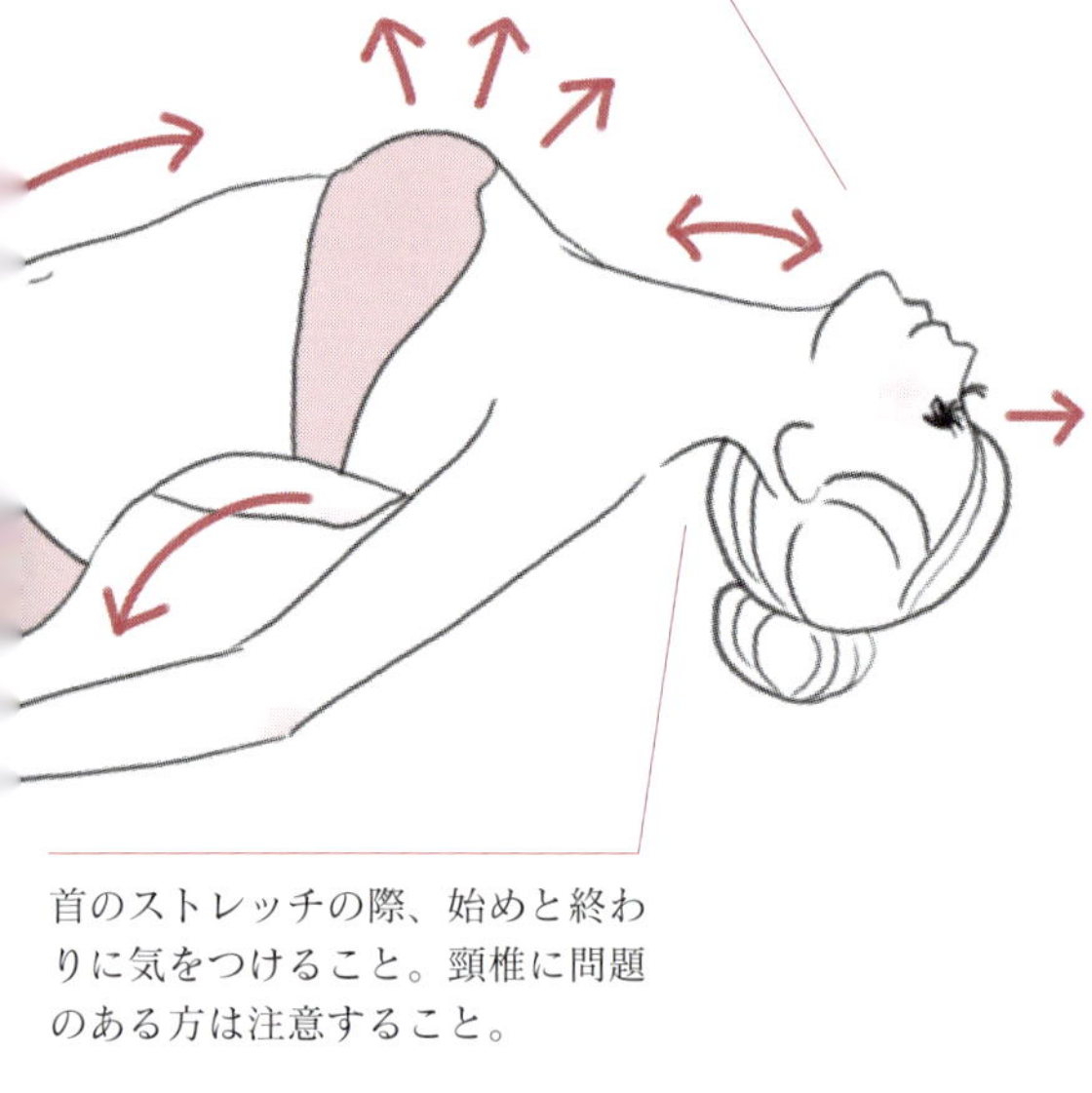
呼吸が止まらないようにする。
首のストレッチの際、始めと終わりに気をつけること。頸椎に問題のある方は注意すること。

◆効果

セクシー **呼吸ケア**

全身のコリ解消 **姿勢強化**

頸部、胸の筋肉、脊椎をストレッチし、呼吸器系の働きを活性化します。

◆やり方

①仰向けになり、両脚はそろえてひざを軽く曲げる。

②両腕はカラダの横へ置き、**両ひじで支えながら、上半身を浮かせていく。**

③**天井から胸が引っ張られるイメージ**で、背中を弧を描くように反らせる。

④ゆっくり首を反らせ、**頭頂部を床につけ**、目線は真っすぐに向ける。

⑤状態をキープし、**腹式呼吸を6回（1分）**。

◆Point

しっかり腰を反らせるとスムーズです。YOGAの「魚のポーズ」で行っていきます。

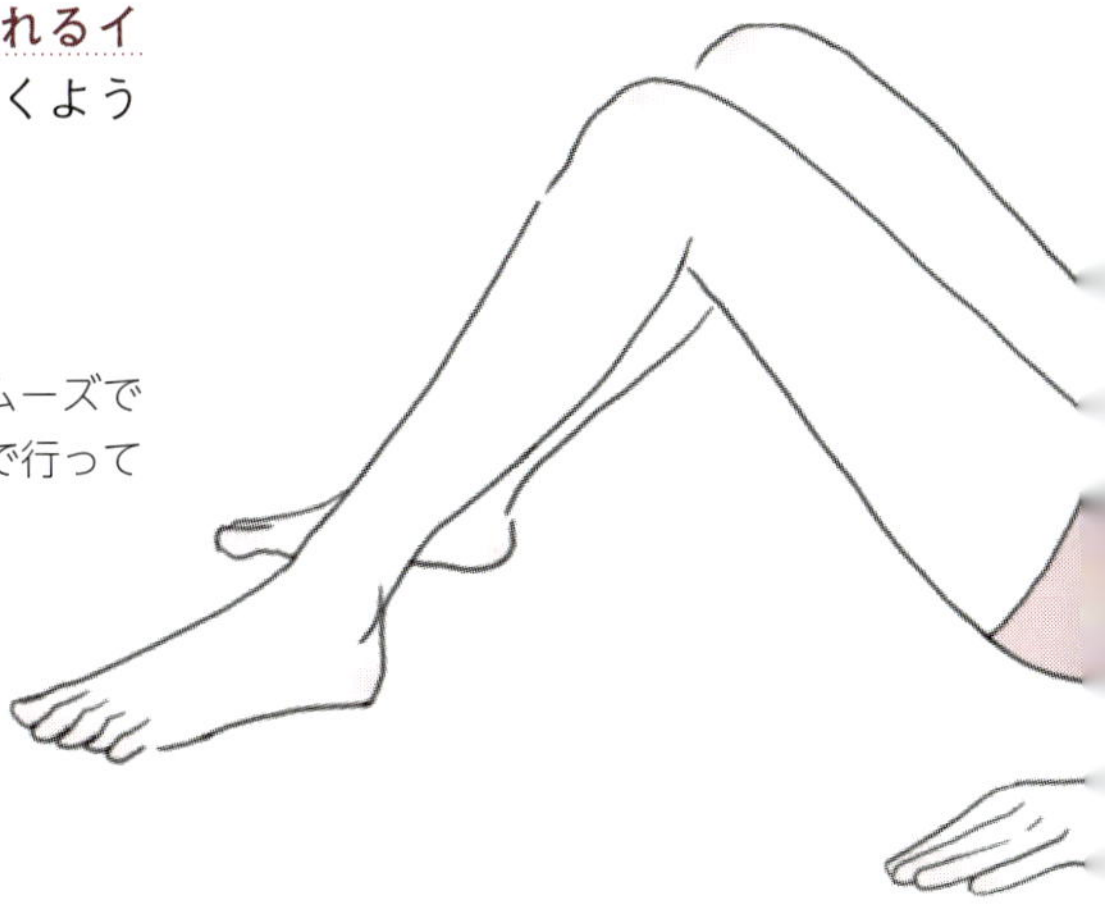

撞木反りとは

相撲の「反り手」の名前が由来になっています。仰向けのパートナーの上に、同じく仰向けで重なり合ってフィットする背面の体位です。腰、胸、首と、全身のしなり具合が重要な、とてもセクシーなポーズです。

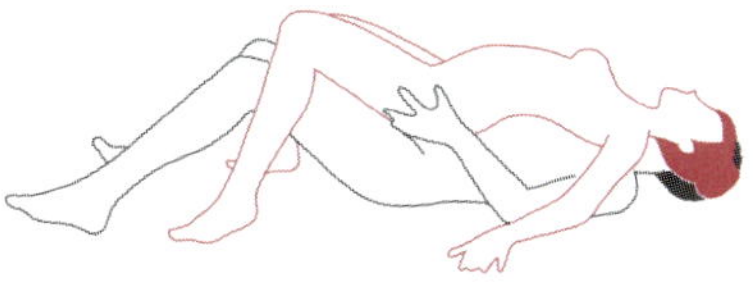

23手

一文字

ICHIMONJI

股関節を柔軟にし、リンパの流れを促す

開いている脚のひざが曲がらないように気をつける。

カラダの硬い方は、足の親指ではなく、ひざなど手の届くところを掴んでください。

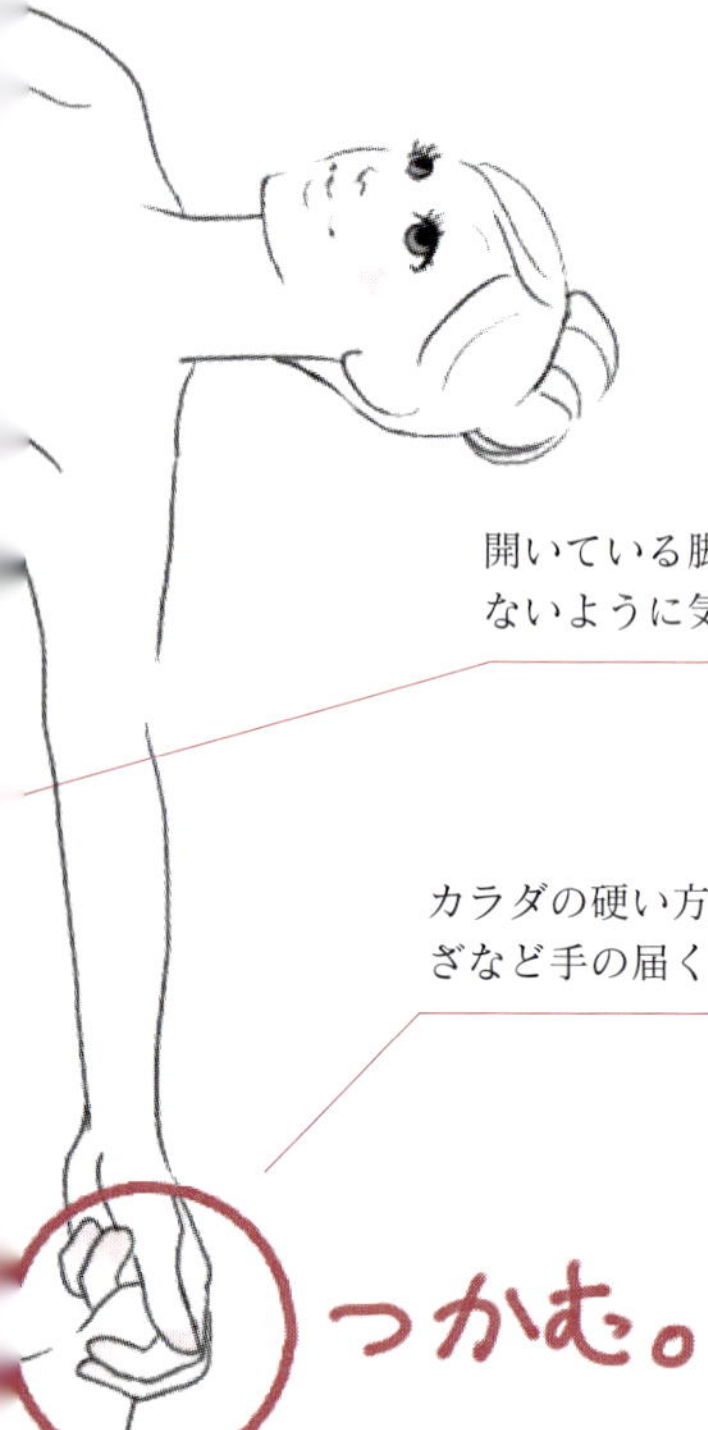

◆効果

生理痛ケア　股関節柔軟

美脚効果　むくみ解消

股関節を柔軟にし、美脚効果があります。骨盤周りの血流アップ、生理痛などのケアにオススメです。

◆やり方

①仰向けになり、両脚をそろえる。

②**左脚を上げ、足の親指を左手の人差し指と中指でフック**するようにつかむ。

③そのまま真横に開脚し、**目線は天井へ。**

④右脚は、右手で胸の前に抱え、状態をキープし、**腹式呼吸を6回（1分）。**

⑤逆脚も同じく繰り返す。

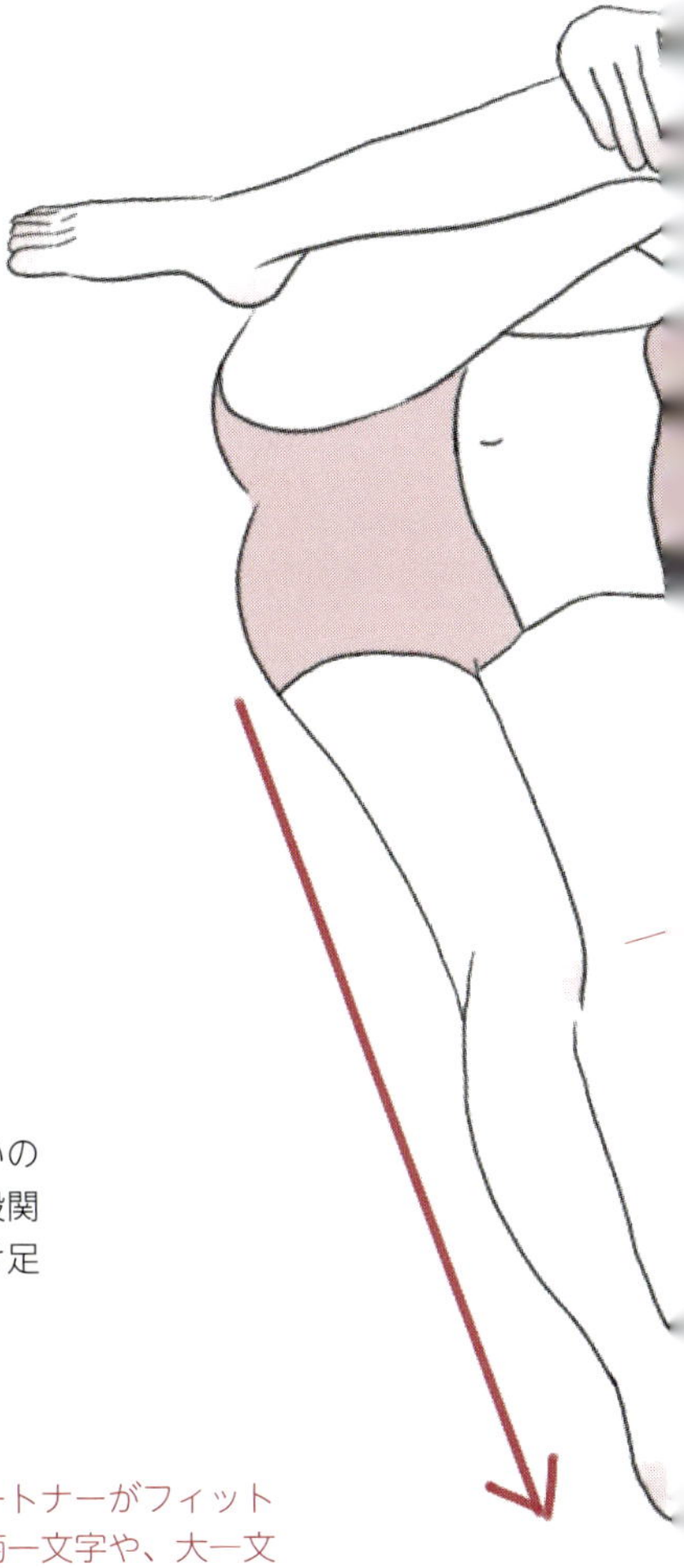

◆Point

両脚を一文字に開脚するのはかなり難しいので、ここでは、片脚ずつ一文字に開脚し股関節をほぐしていきます。YOGAの「仰向け足の指を掴むポーズ」に似ています。

一文字とは

女性が一文字に開脚した脚に沿ってパートナーがフィットさせ、二人で一文字になる体位です。菊一文字や、大一文字などと言われる場合もあります。

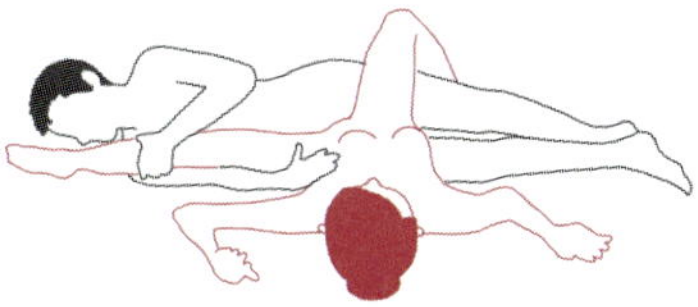

Part2

体力活性
しゃがみ術

24手→39手

「カラダの筋肉の７割は下半身」と言われるほど、下半身には大きな筋肉が集中しています。冷え性で下半身のむくみが気になる方、体力に自信がないと感じる方は、特に股関節をしっかり刺激し、脚の筋肉とお尻の筋肉を鍛えて血巡りを促していきましょう。

最近の医学研究では、筋肉を活性化させることにより、記憶力を上げ、がんを抑制し、うつ症状を改善させる効果があるということが解ってきました。特に、脚の筋肉強化においては、《ＩＬ－６》という物質が放出され、脂肪とタッグを組み、誤った免疫物質の暴走を抑え、脳梗塞や心筋梗塞などの予防になるといいます。

下半身を鍛えるということは、「体力の基本」をつけるということです。全身の血巡りを良くし、体温を向上させ病気の予防になるだけでなく、引き締まった脚とプリンっと持ち上がったセクシーなお尻をメイクし、下半身の《締まり》も強化してくれます。

体力があれば生活の質が上がるだけでなく、性生活においても、お互いのパフォーマンスの向上にもなります。充実した性生活のためにも、自分の身体をしっかり支えられるように脚力をつけ、重心コントロールができるようにしておきましょう。

ひざに問題のある方は絶対に無理せず、出来そうなものだけチャレンジしてみてください。

体力活性しゃがみ術

24手 首引き恋慕

KUBIHIKI-RENBO

ゆるく体幹を鍛え、姿勢を改善

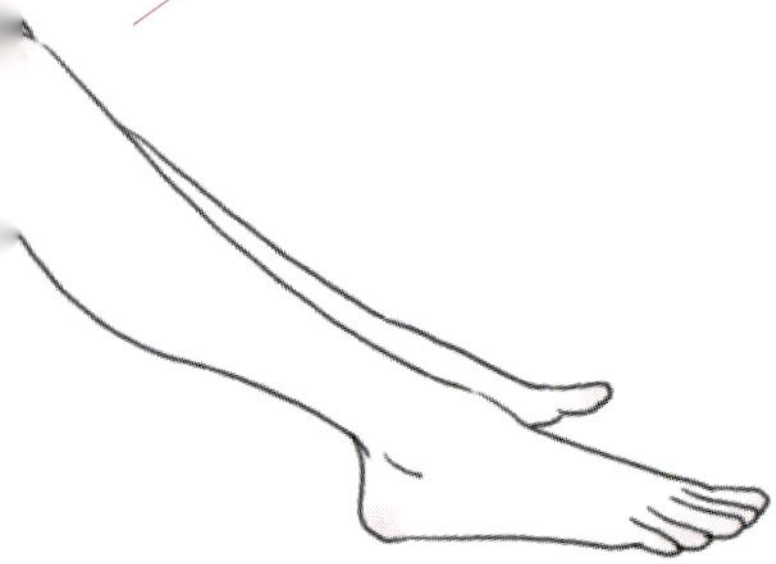
ガニ股にならないこと。ひざは天井を向いていること。

◆効果

体幹強化 **姿勢改善**

腕のストレッチ効果と、腹筋強化、姿勢改善効果があります

◆やり方

①**指先は後ろを向くように**、後ろに手をつき、座る。

②肩幅より広めに脚を開脚し、足裏は全部床につける。

③**肛門と膣を締めて、上半身が上に引っ張られるように背筋を伸ばし、胸を更に前に出す。**

④目線は真っすぐにし、状態をキープし、**腹式呼吸を6回（1分）**。

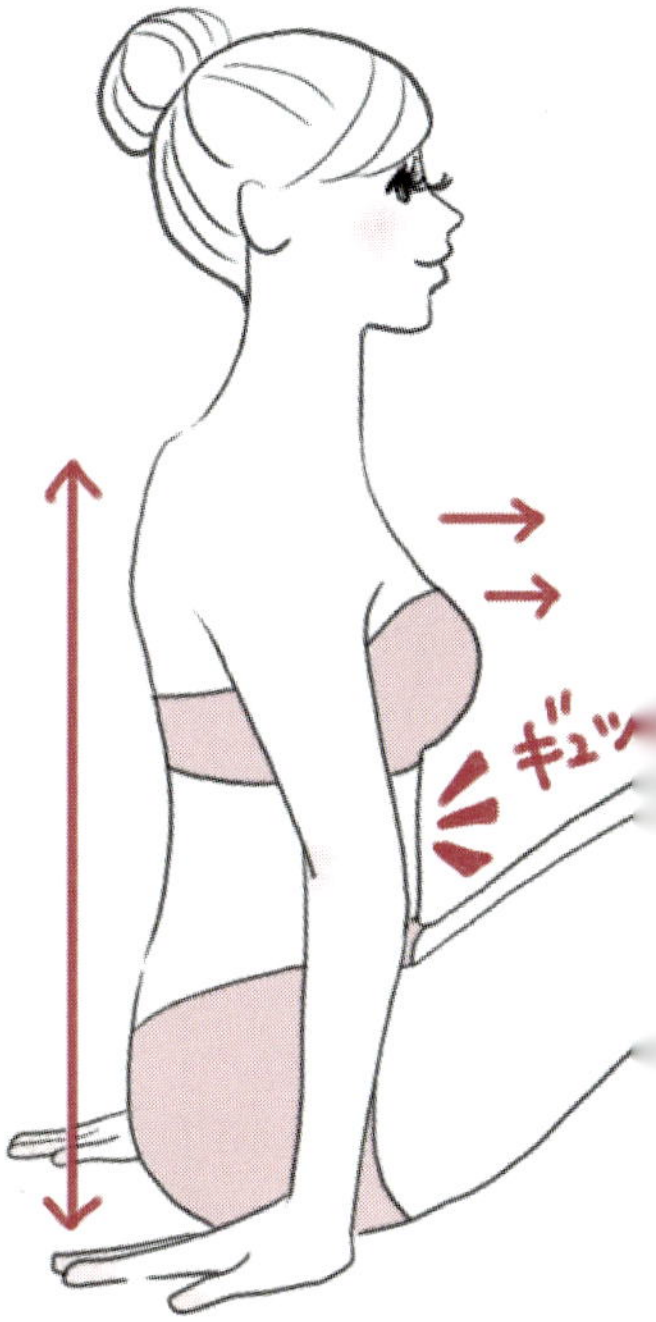

◆Point

胸が強調されるポーズですので、しっかり背筋を伸ばして、姿勢強化をしていきましょう。

首引き恋慕とは

「首引き」の名の通り、紐で輪をつくり、パートナーと向かい合ってお互いの首にかけて引っ張り合いながら、両脚でパートナーを挟むようにフィットさせる体位です。「恋慕」という言葉から、勿体ぶりながらも惹かれあうように楽しむ江戸人の姿が目に浮かびます。

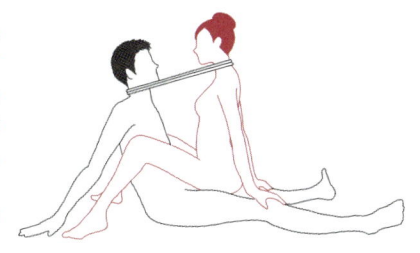

体力活性しゃがみ術

25手 絞り芙蓉

SHIBORIFUYOU

脚を閉じる筋力を強化し、姿勢を改善

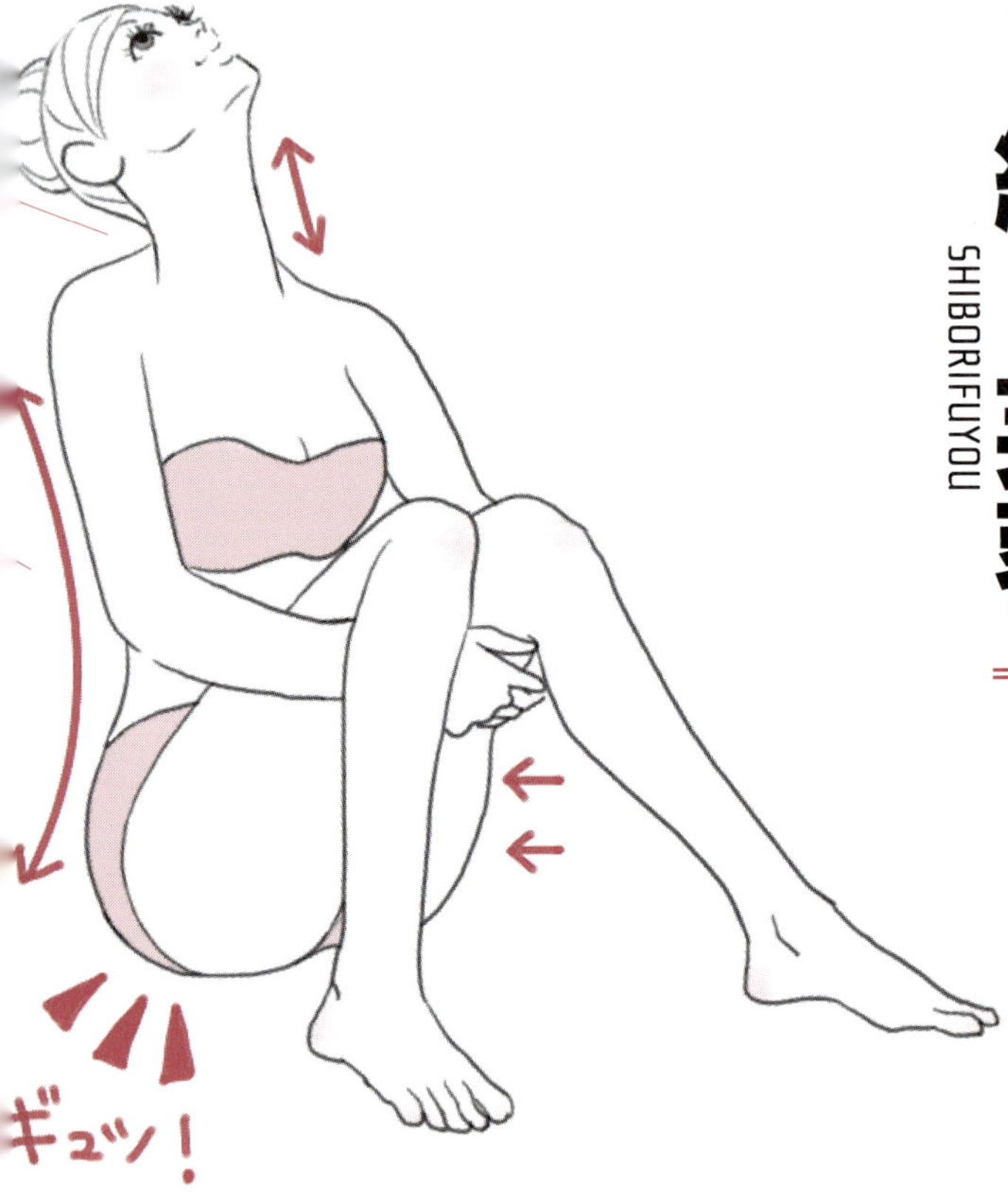

◆効果

内股筋強化 **姿勢改善**

脚を閉じる筋力強化と、姿勢改善効果があります。首のむくみやシワ予防にも効果的です。

◆やり方

①床に座り、ひざの裏で両手を組み、足は広げ、足裏はしっかり床につける。

しっかり首を伸ばすこと。

②**肛門と膣を締めて、両ひざと太ももはしっかり閉じ**、両腕でサポートする。

猫背にならないこと。

③**腹筋に力を入れ、胸を上げながら背筋を伸ばし、目線は天井へ。**

⑤状態をキープし、**腹式呼吸を6回(1分)。**

◆Point

太ももをしっかり閉じていきます。

絞り芙蓉とは

芙蓉の花は江戸時代、またはそれ以前から、陶器のデザインや、絵、詩などに度々登場するほど親しまれていました。江戸初期には、芙蓉というとても有名な遊女がいたそうです。背面座位で、後ろから抱きしめられながらフィットされるポーズです。

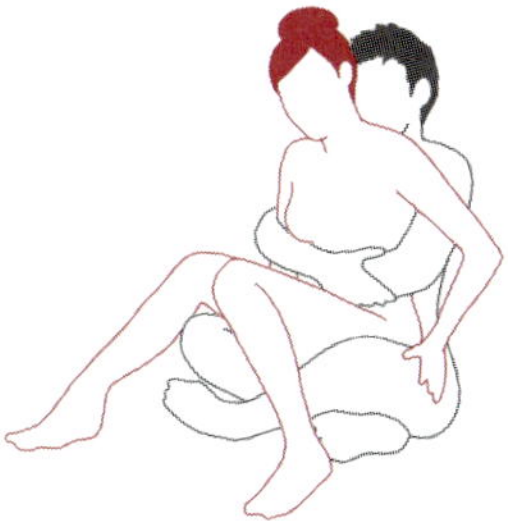

体力活性しゃがみ術

26手

手懸け

TEGAKE

下半身を鍛え、バランス感覚を養う

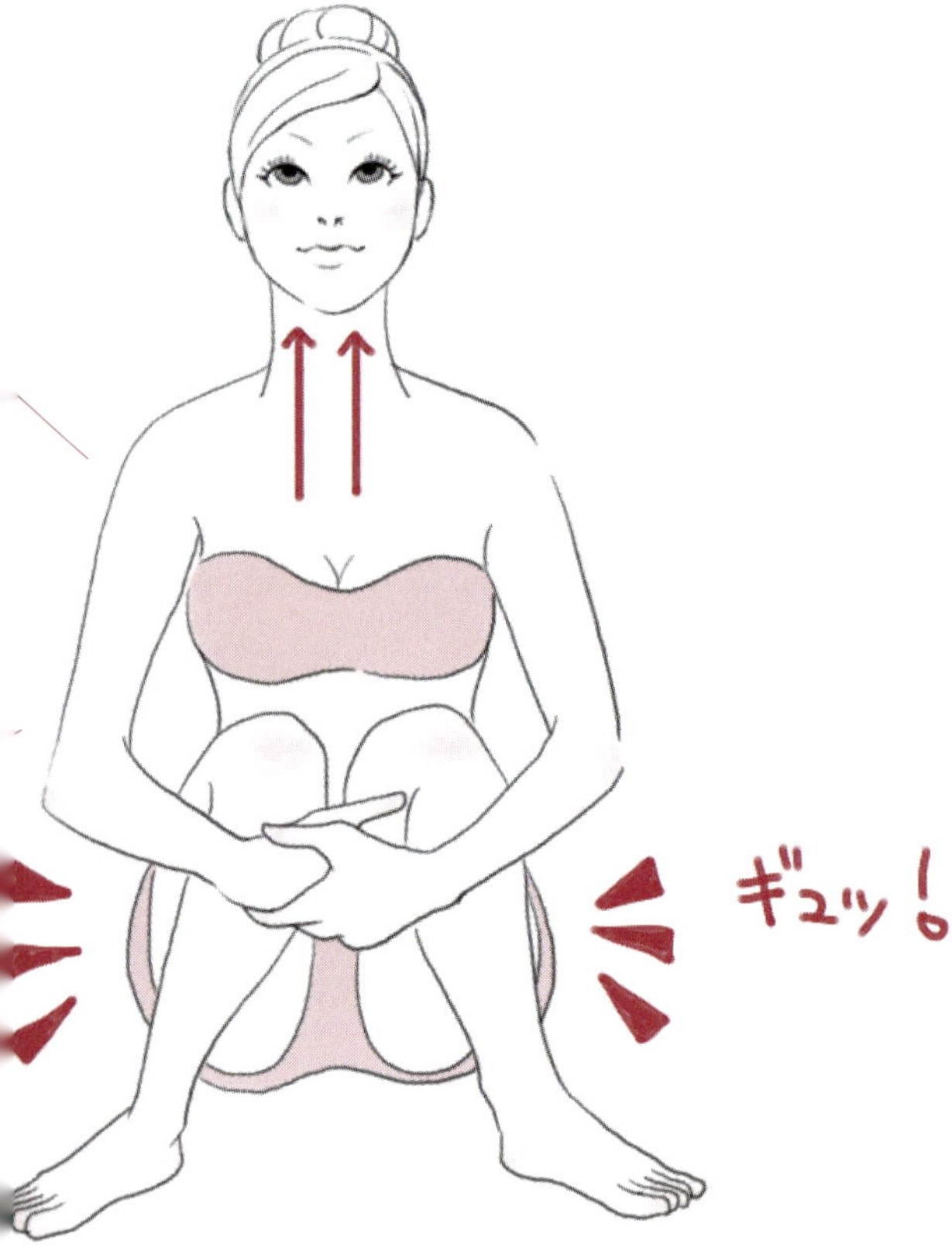

◆効果

脚力強化 **バランス感覚** **むくみ解消**

下半身の筋力強化と、下半身の冷え、むくみ解消効果があります。

◆やり方

①床にしゃがみ、**つま先は正面**に向けて足を開き、足裏はしっかり床につける。

②**肛門と膣を締めて**、両ひざ、太ももはしっかり閉じ、両腕でひざを抱える。

③**腹筋に力を入れ、胸を上げながら背筋を伸ばし、目線は前方やや上の遠くを見るようにする。**

⑤状態をキープし、**腹式呼吸を6回(1分)。**

猫背にならないこと

◆Point

和式生活をしたことのない世代の方は脚力が弱く、しゃがむということができず、和式トイレが使えないという方が多く見受けられます。お尻の大きな筋肉と、ひざの屈伸運動、股関節を刺激していきます。

後ろにひっくり返ってしまう方は、重心を前にし、前かがみになるようにする。

手懸けとは

パートナーと椅子に座り、背面から“手がけ”られる体位です。脚力がとても必要なポージングです。

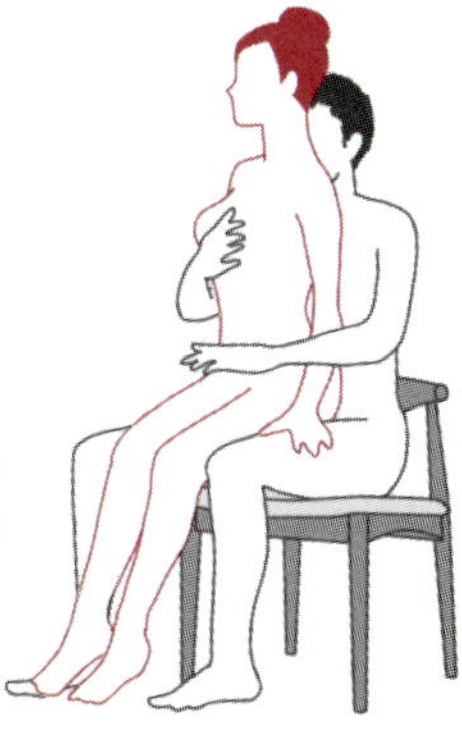

体力活性しゃがみ術

27手

時雨茶臼

SHIGURE-CHAUSU

股関節の柔軟性と持久力をつける

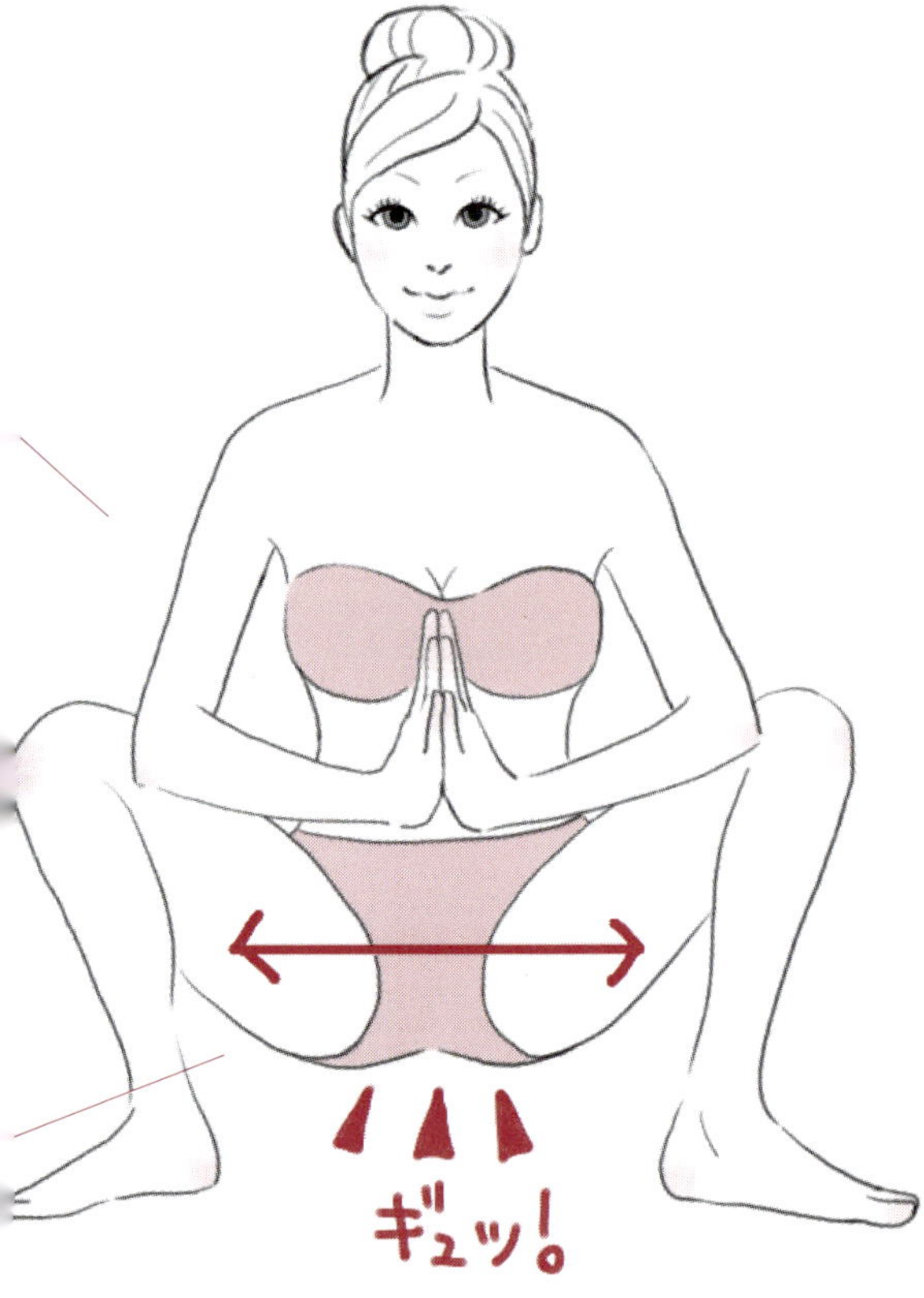

◆効果

脚力強化 股関節柔軟

下半身のリンパケア 美脚効果

お尻の筋肉、太ももの筋肉が強化され、美脚効果が期待できます。お尻の冷えと太もものセルライトが気になる方には特にオススメです。

◆やり方

①つま先は外向きになるようにし、肩幅よりやや広く足を広げて立つ。

②開脚しながら床にしゃがみ、**両ひざはしっかり広げ、股関節と内股を伸ばす。**

③**肛門と膣を締めて、背筋を伸ばす。**

④手は前に組むか、合掌し、両ひじで両ひざを広げる。

⑤状態をキープし、**腹式呼吸を6回（1分）。**

◆Point

しっかり開脚し、股関節と内股を伸ばします。

猫背にならないこと

後ろにひっくり返ってしまう方は、重心を前にし、前かがみになるようにする。

股関節をしっかり伸ばし、胸を上げること。

時雨茶臼とは

「茶臼」とは、女性上位の体位を表す言葉で、時雨茶臼とは、スタンダードな女性上位の体位を表します。

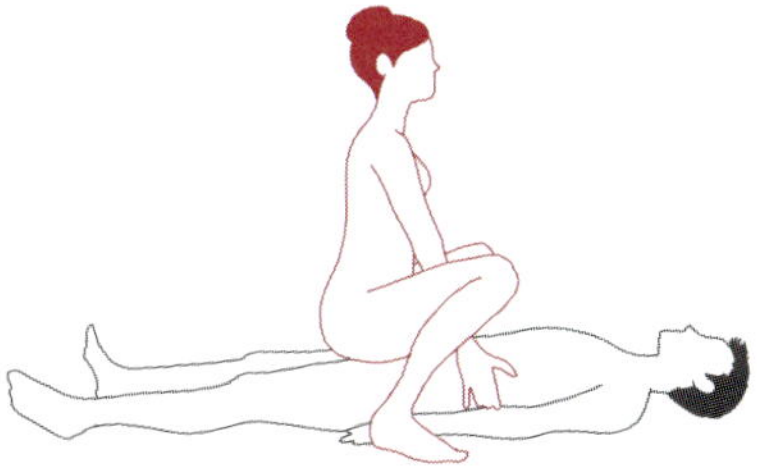

28手 本駒駆け

HONKOMAGAKE

重心コントロール力を鍛える

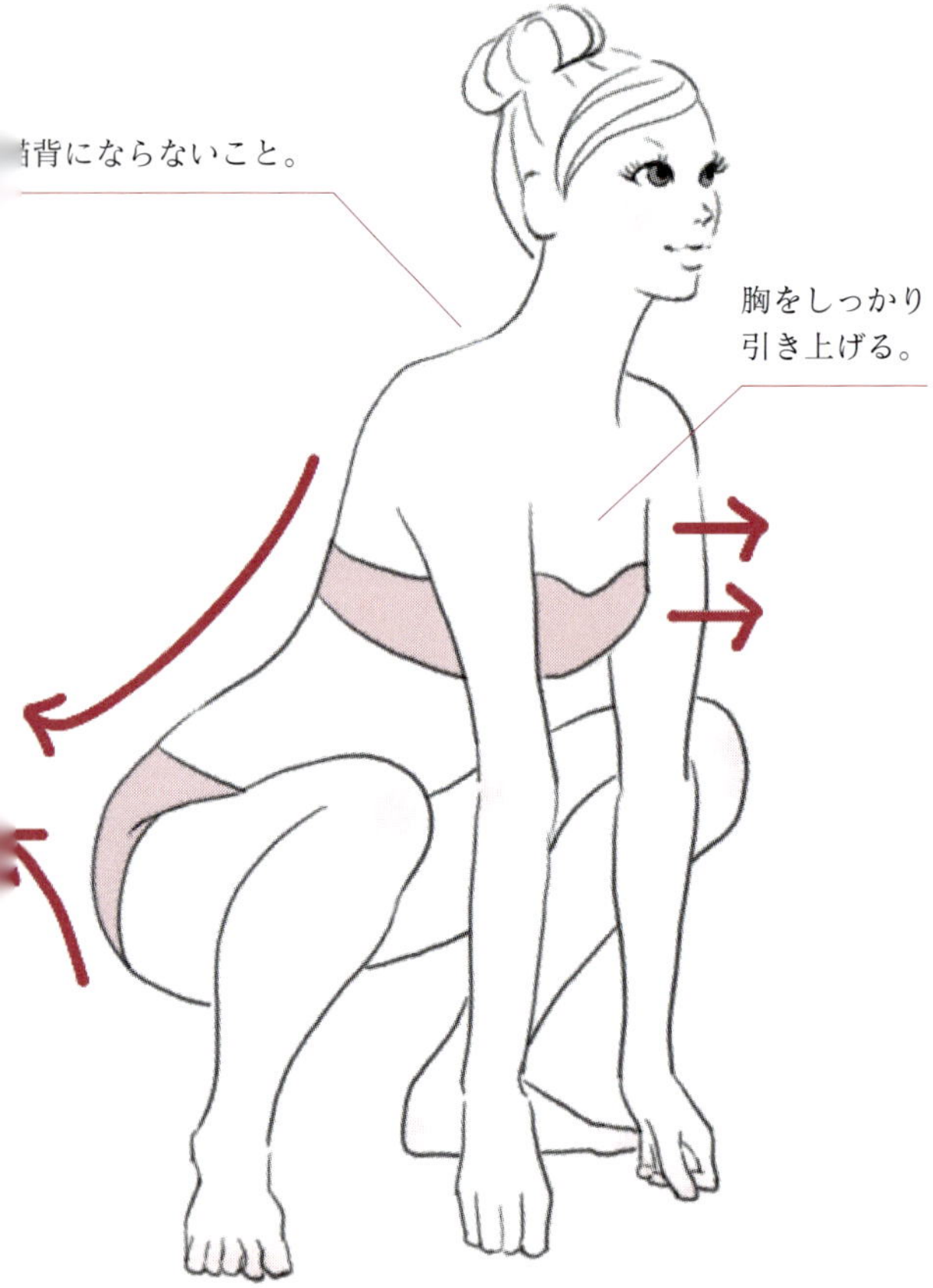

◆効果

脚力強化 **重心コントロール** **姿勢改善**

脚全体の筋力強化と美脚効果、姿勢改善効果があります。

◆やり方

①つま先は外向きになるようにし、肩幅に足を広げて立つ。

②**開脚しながら**床にしゃがみ、手は前につき、**カエルのポーズ**になる。

③**肛門と膣を締めて、胸を上げるように背筋を伸ばす。**

④両足で床を踏みしめ、腰を反らすようにお尻を上げ、へそ下の丹《たん》田《でん》に意識を向ける。

⑤状態をキープし、**腹式呼吸を6回（1分）**。

しっかりお尻を反らせる。

◆Point

腰を反らせることにより、背中のラインをキレイに魅せることができます。

本駒駆けとは

馬にまたがって駆け抜ける様子に比喩した体位です。立ち膝で座っているパートナーの上に、同じ方向を向いてまたがり、背面からフィットされる座位のひとつです。

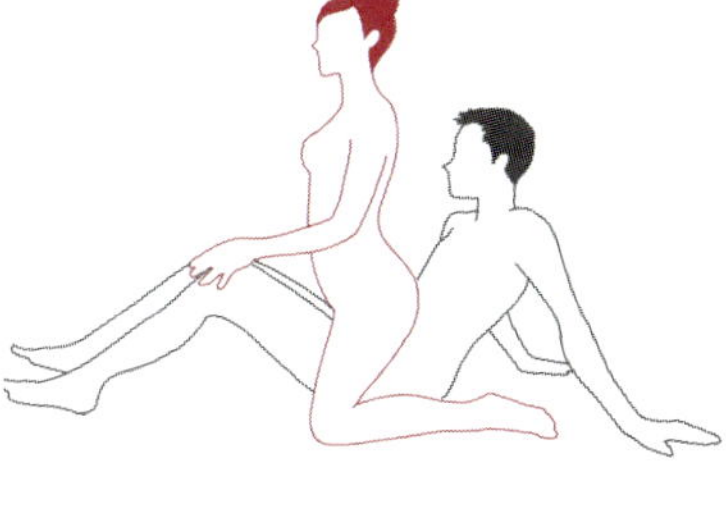

体力活性しゃがみ術

29手 抱き地蔵

DAKIJIZO

太ももとお腹を引き締める

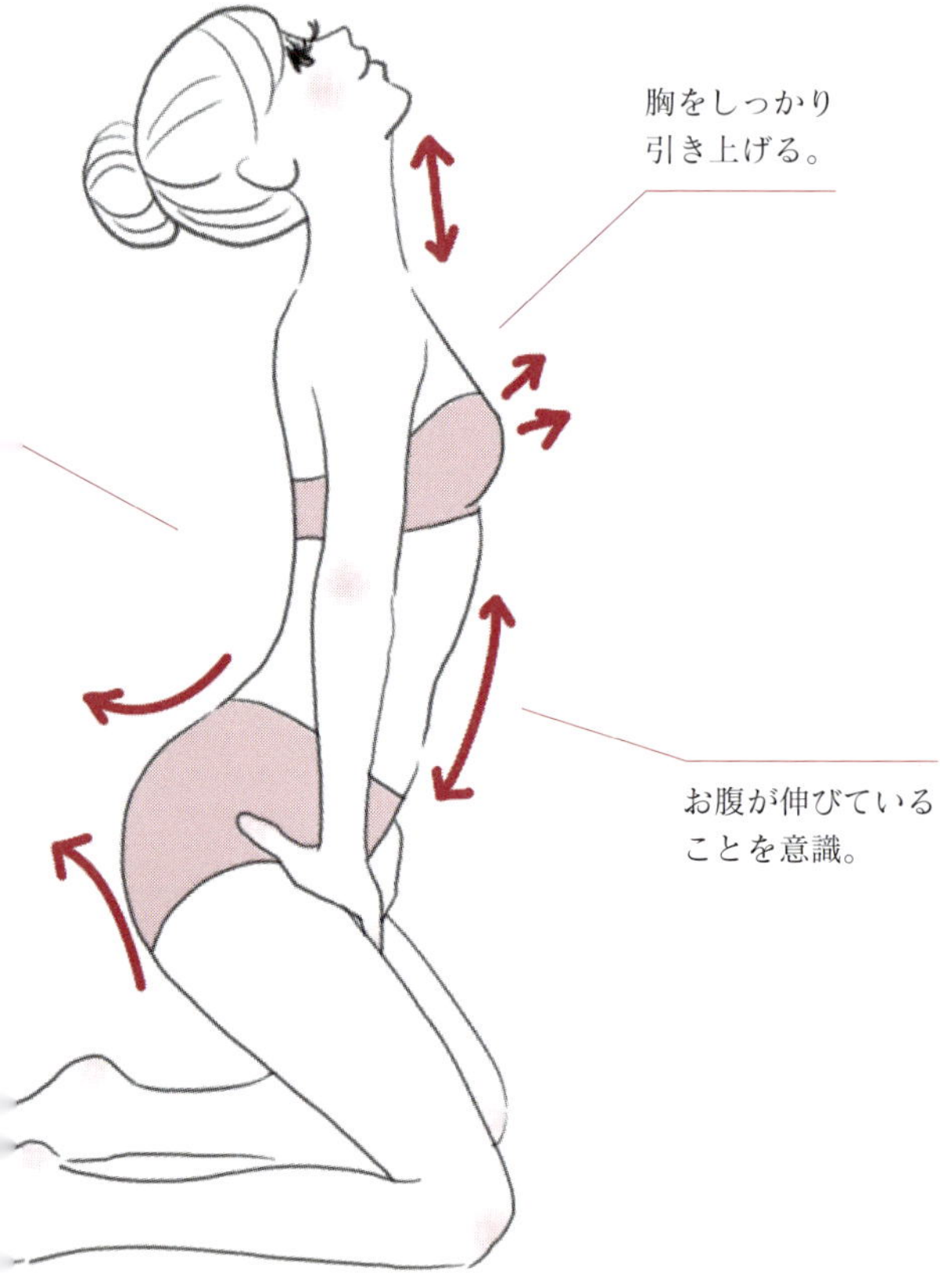
胸をしっかり
引き上げる。
お腹が伸びている
ことを意識。

◆効果

お腹引き締め **太もも引き締め**
姿勢改善 **腰痛予防**

お腹、上半身のラインアップと、姿勢強化効果があります。腰痛予防、首のむくみ解消とシワ予防にも効果的です。

◆やり方

①脚は肩幅に開き、ひざ立ちになり、足の甲で床を押すようにする。

②手は、**指先が内股を向くように、**股関節にあてる。

上半身をしっかり反らせること。

③**少し重心を下げ、腰を反らせながら腹筋に力を入れ、お腹を伸ばし、胸は前に引っ張られるように出して、お尻を上げる。**

④目線は天井にしてから、軽く目を閉じる。

⑤状態をキープし、**腹式呼吸を6回（1分）。**

◆Point

腹筋をしっかりストレッチしながら、腰をめいっぱい反らします。

抱き地蔵とは

女性を、抱きつくお地蔵さまに比喩した、女性上位のポーズです。パートナーに向かい合ってまたがり、フィットさせる座位の体位で、胸からウエストラインがセクシーに強調されるポーズです。

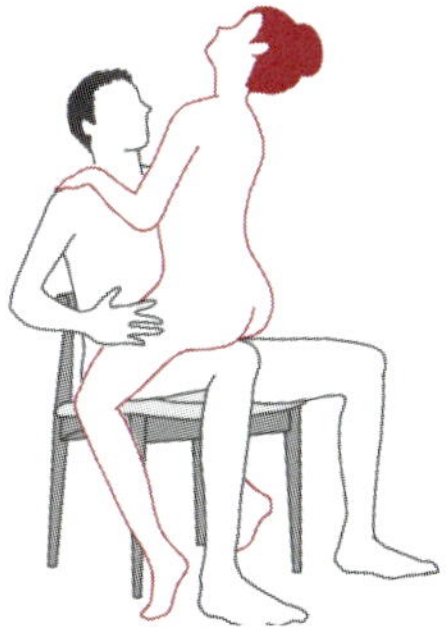

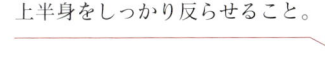

体力活性しゃがみ術

30手 岩清水

IWASHIMIZU

太ももと膣が締まる

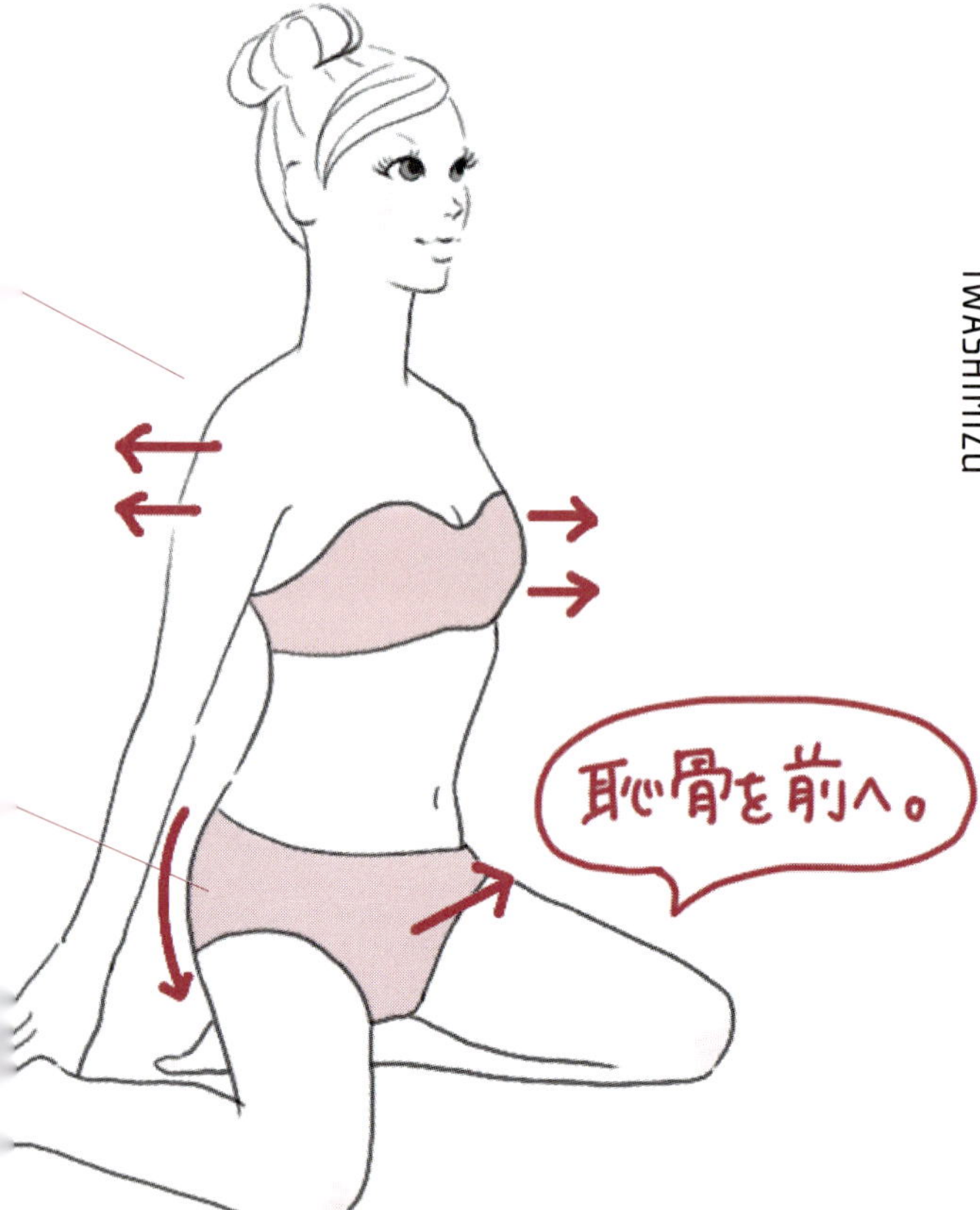

◆効果

膣締め効果　太もも引き締め　姿勢改善　腰痛予防

腰を前にひねって背骨をまっすぐにし、肩甲骨を寄せるポーズですので、自律神経調整や姿勢の矯正に効果的です。

◆やり方

①肩幅に足を広げ、ひざ立ちになり、お尻を**床から10センチくらい**のところでキープする。

②**手のひらは後ろ**に向け、指でかかとを挟む。

③**肩甲骨をしっかり寄せて、肩が耳より後ろに**くるようにする。

④**肛門と膣を締めたら、腰を前へくねらせ、背筋を伸ばし、胸を前に出す。**

⑤状態をキープし、**腹式呼吸を6回（1分）。**

腰を前に出すと猫背になりや
いので姿勢に気をつけること。

お尻は浮かせる。

◆Point

全体重を乗せてしまってはパートナーが窒息してしまいますので、両脚で自分の体重をしっかり支えてコントロールできる筋力をつけましょう。

岩清水とは

仰向けになっているパートナーの顔にまたがる、愛撫の体位です。岩間から湧き出る聖水に例えられるのは、女性として少し嬉しくもあります。

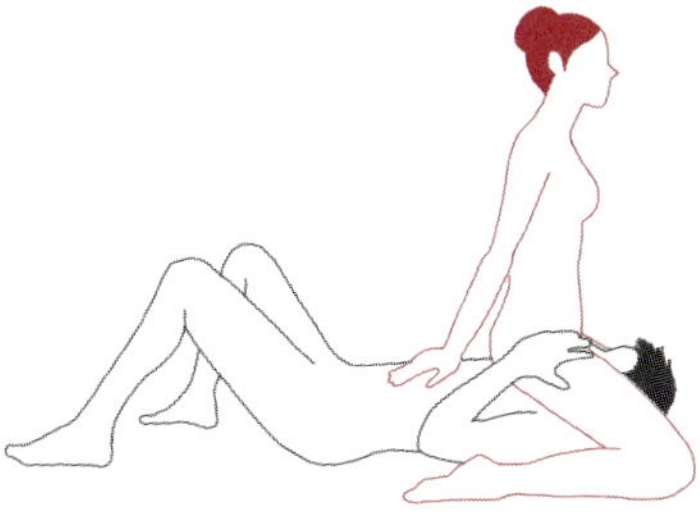

31手 百閉

HYAKUHEI

骨盤底筋を鍛え、膣を締める

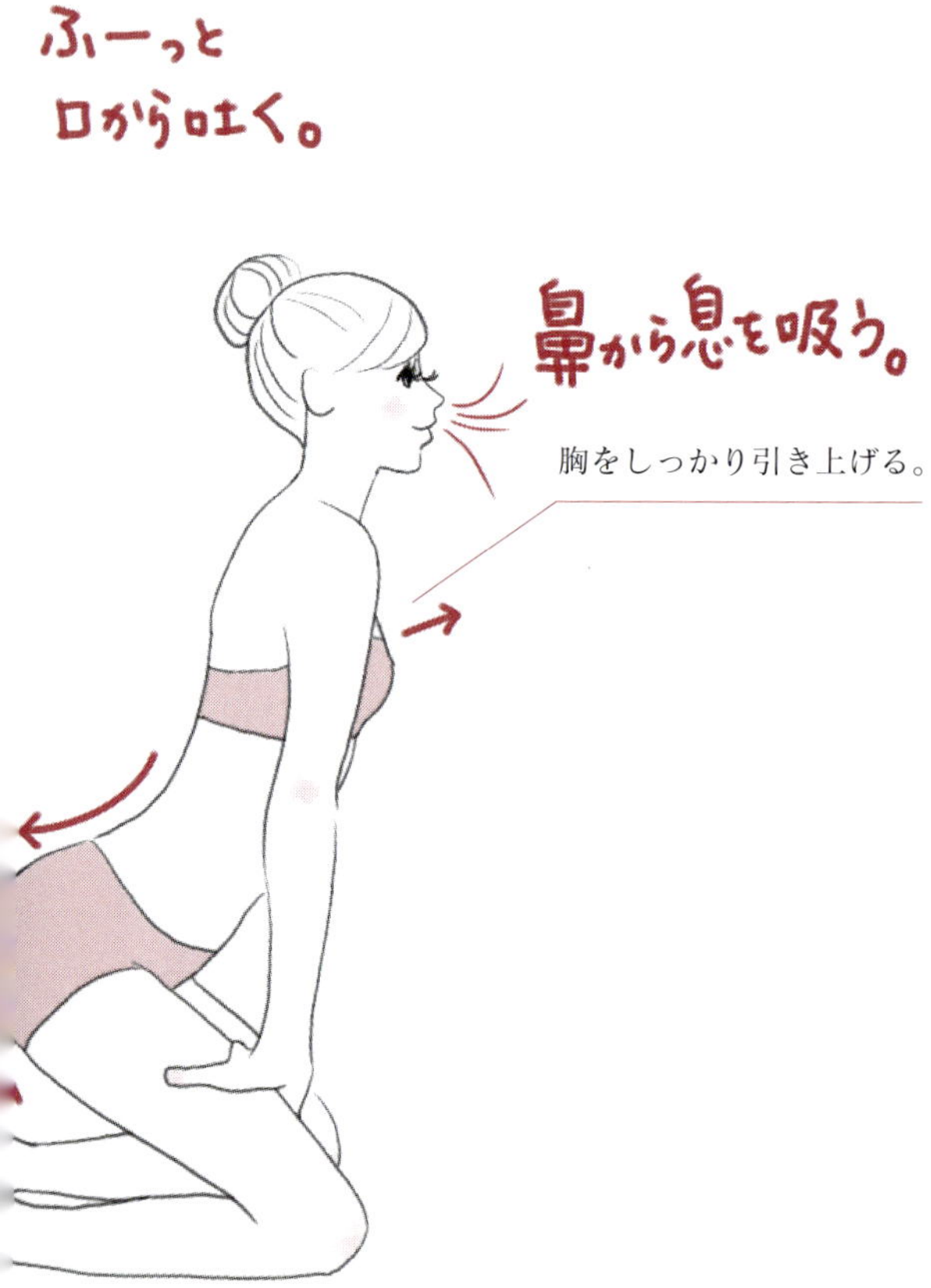
ふーっと
口から吐く。
鼻から息を吸う。
胸をしっかり引き上げる。

◆効果

内臓下垂予防　内臓活性　膣締め効果

腰痛予防　姿勢改善

恥骨周りを動かすストレッチにより、内臓を活性化し、子宮などの内臓を支え、特に膣の締まりを良くする骨盤底筋の強化と内臓下垂予防、腰痛の改善と予防をします。

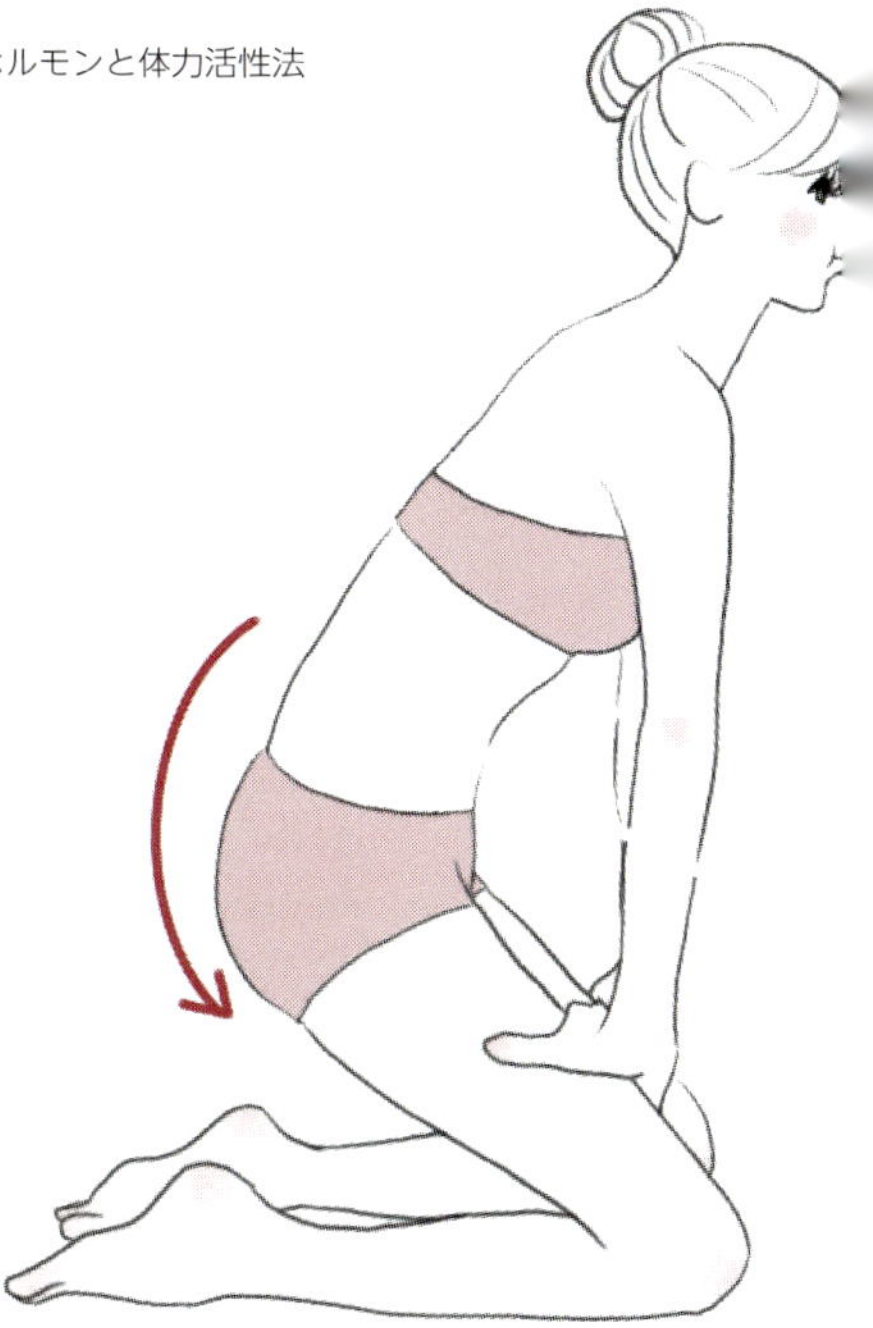

◆やり方

①肩幅に足を広げ、ひざ立ちになり、お尻を**床から10センチくらい**のところでキープする。

②**肛門と膣を締めたら**、手は太ももに置き、**胸をしっかり前に出し**、姿勢を整える。

③**4秒目安に息を吸いながら**、腰を後ろに反らせ、お尻を上げる。

④今度は**4秒目安に息を吐きながら**、腰を前へくねらせる。

⑤5セット行う。

◆Point

脚力で自分の体重を支え、腰の可動域を広げていきます。

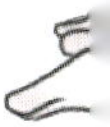

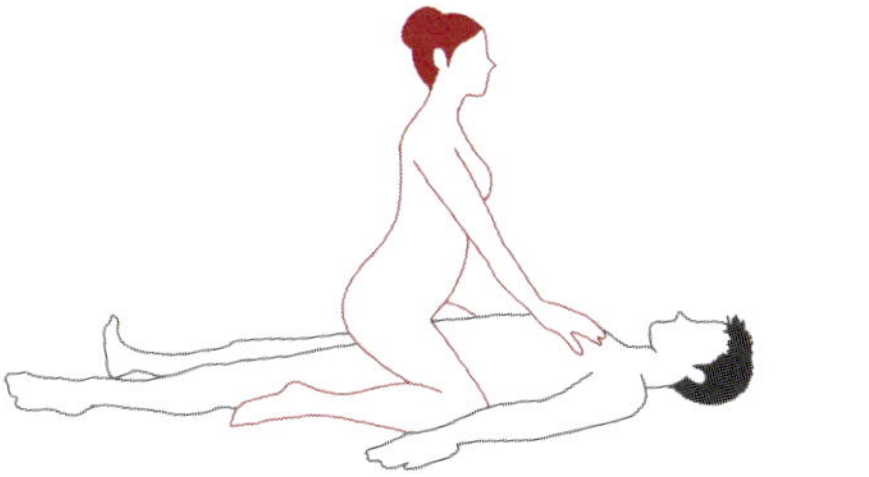

百閉とは

「茶臼」同様、女性上位を表す表現です。女性がメインに前後に腰をムーブする体位になります。

32手 流鏑馬

YABUSAME

太ももを引き締め、ボディバランスを整える

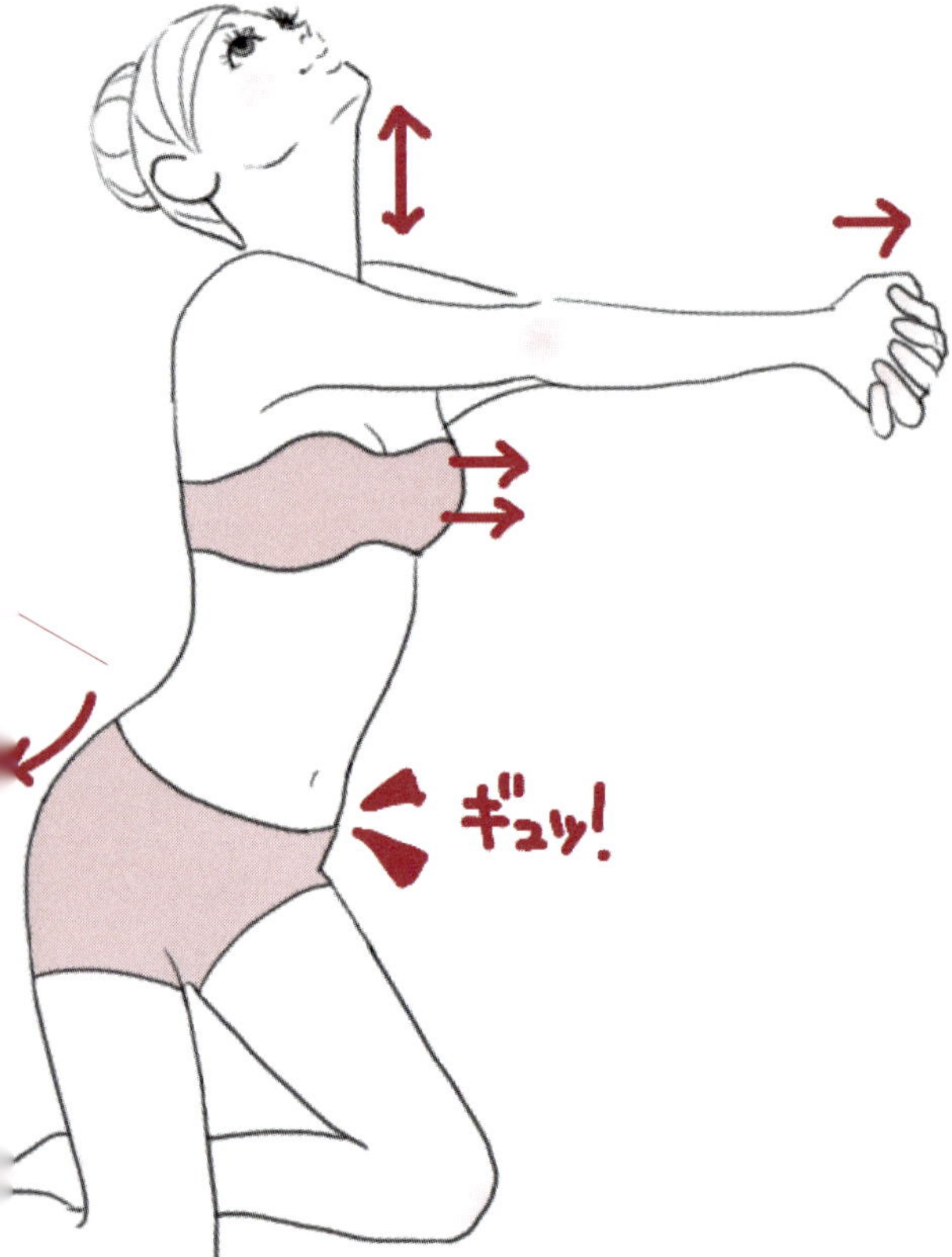

◆効果

太もも引き締め　姿勢改善

重心コントロール　コリ改善

太ももの筋肉と腰の筋肉の強化、重心コントロール効果があります。背中のこわばりと首のむくみ解消、シワ予防にも効果的です。

◆やり方

①肩幅に足を広げ、ひざ立ちになり、お尻を**床から10センチ**くらいのところでキープする。

②手は胸の前に組み、**肩甲骨を開きながら**、前へ引っ張る。

③**肛門と膣を締めたら**、腰を反らすようにお尻を上げる。

④**腹筋に力を入れながら、目線は天井に向け、へそ下の丹田《たんでん》に意識を向ける。**

⑤状態をキープし、**腹式呼吸を6回（1分）。**

腰、丹田、喉を意識すること

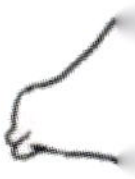

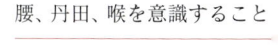

◆Point

手綱の代わりに両手を前に組んで行い、重心を整えていきます。

流鏑馬とは

走る馬の上から矢を放ち、的に当てる伝統技術の流鏑馬に比喩された体位です。その名の通り、馬にまたがるようにパートナーにまたがりフィットさせ、パートナーの首に紐をかけて引っ張りながら行うという、遊び心のある女性上位の体位です。

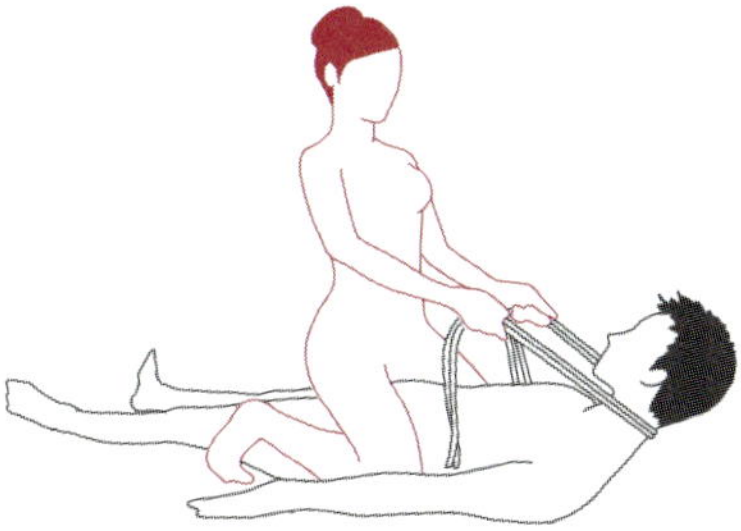

体力活性しゃがみ術

33手 宝船

TAKARABUNE

股関節を柔軟にし、美脚になる

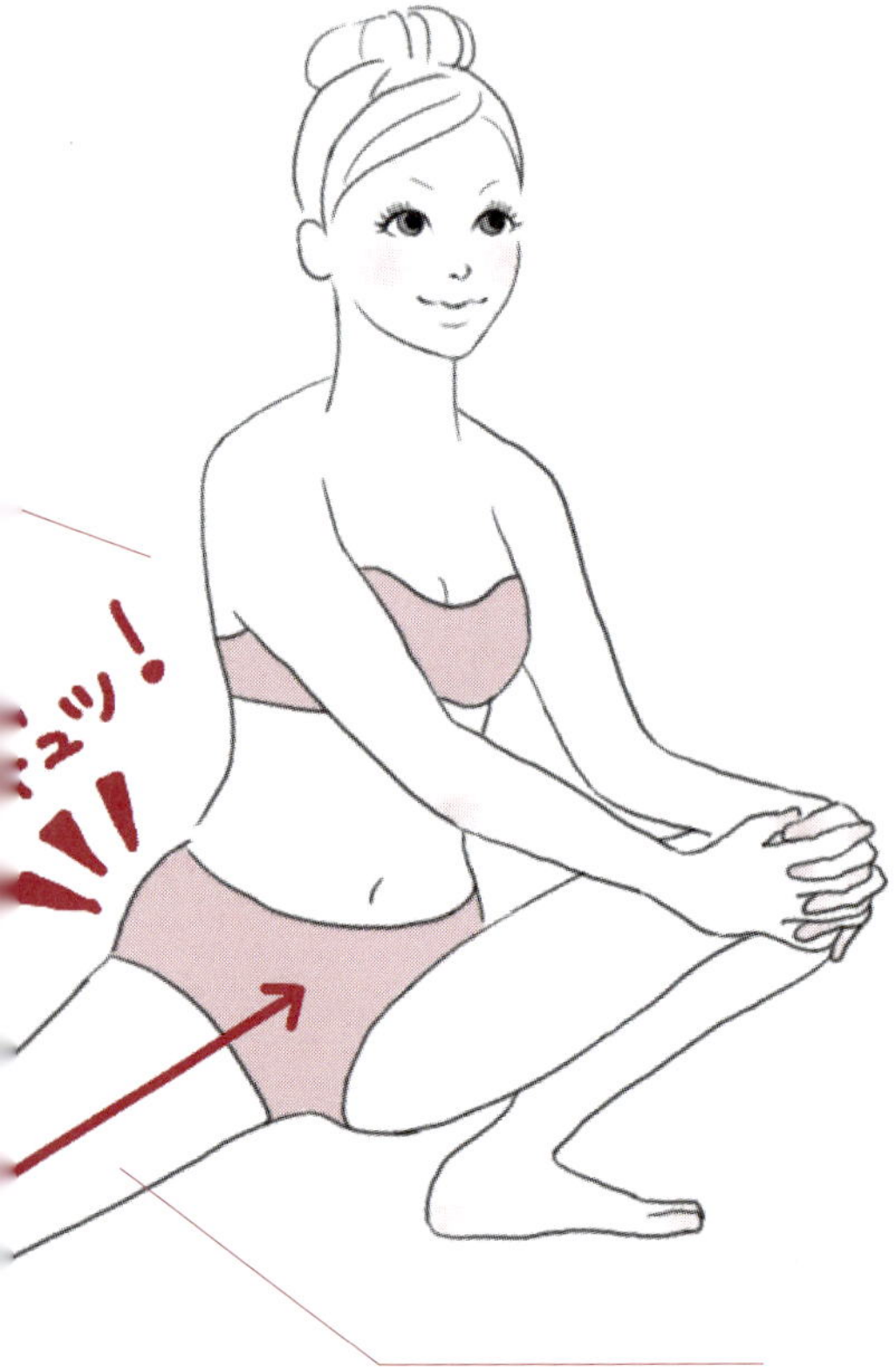

股関節がしっかり伸びているか意識すること。

◆効果

股関節柔軟　脚力強化　むくみ改善
美脚効果　桃尻効果

下半身の血流を促し、むくみや張痛をスッキリ改善してくれます。ヒップアップ効果も期待できます。

◆やり方

①お姉さん座りになり、前脚のひざを立てる。

②**もう片方の脚は後ろへ開き、股関節をしっかり伸ばし、肛門と膣を締める。**

③**胸を上げて、重心をお尻の真下に**し、目線は両脚の間の遠くを見るようにする。

④状態をキープし、**腹式呼吸を6回(1分)。**

⑤逆脚も繰り返す。

重心はお尻へ！立ちひざ側にならないよう注意。

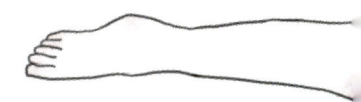

◆Point

片脚ずつしっかり股関節を伸ばし、お尻の筋肉も鍛えていきます。

宝船とは

片ひざ立ちで仰向けになるパートナーを、帆を揚げた宝船に比喩したもので、パートナーの立てた片ひざを抱えるように、後ろ向きで状態をフィットさせる女性上位の体位です。

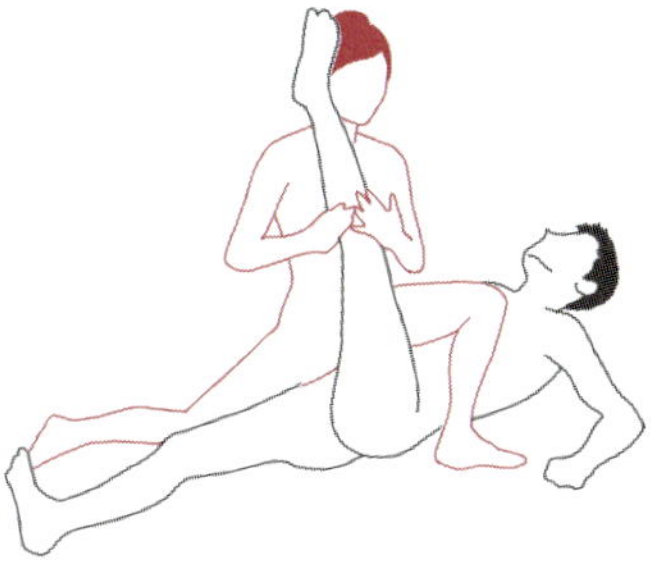

体力活性しゃがみ術

34手 こたつがかり

KOTATSUGAKARI

全身の筋肉を使う

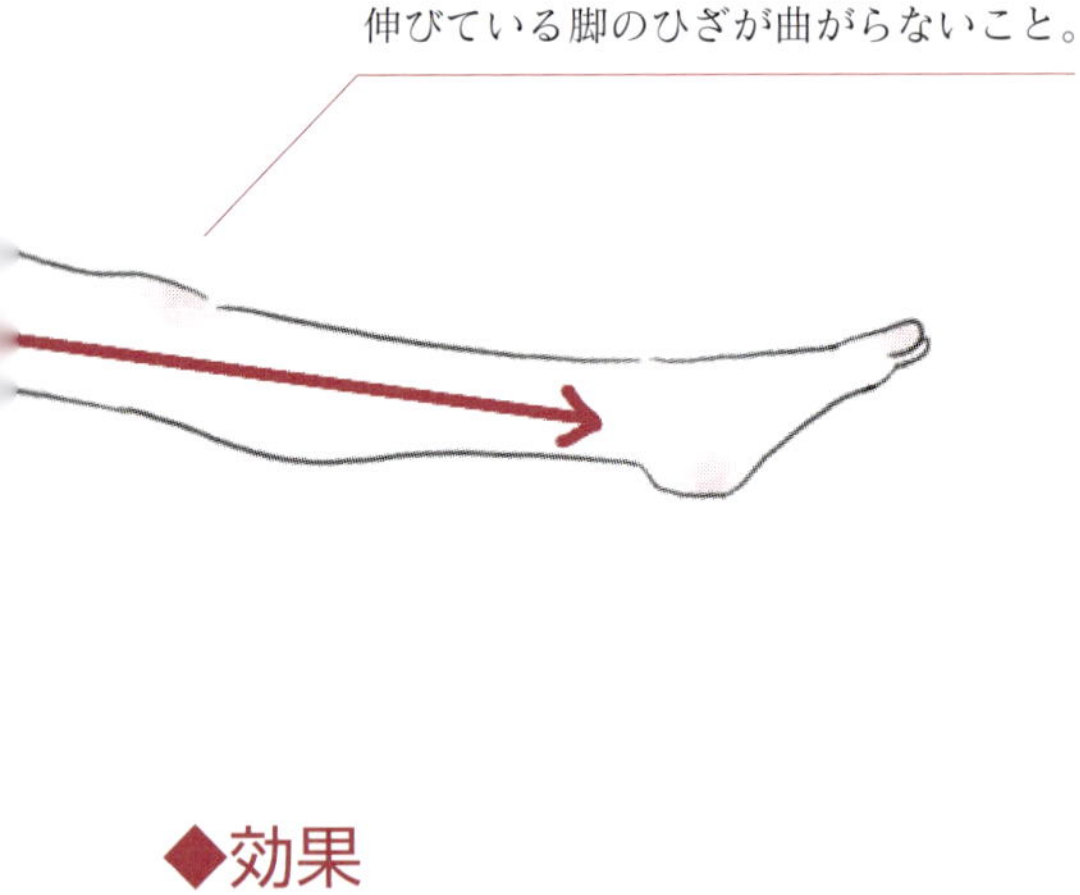

◆効果

脚力強化　腕の筋力強化

重心コントロール　集中力

脚全体の筋力強化と、股関節を柔らかくする効果があります。カラダを支える腕の筋力強化にも効果的です。

◆やり方

①長座になり、片脚を内股にしてから、**90度に股を開く。**

②前に伸びている脚の**ひざが曲がらないように、脚全体の裏がしっかりストレッチされていることを確認**したら、両手を左右につき、カラダを浮かせる。

③**両腕と曲げているひざの三点で重心を支え、背筋を伸ばす。**

④目線は両脚の間の遠くを見るようにし、状態をキープし、**腹式呼吸を6回（1分）。**

⑤逆脚も繰り返す。

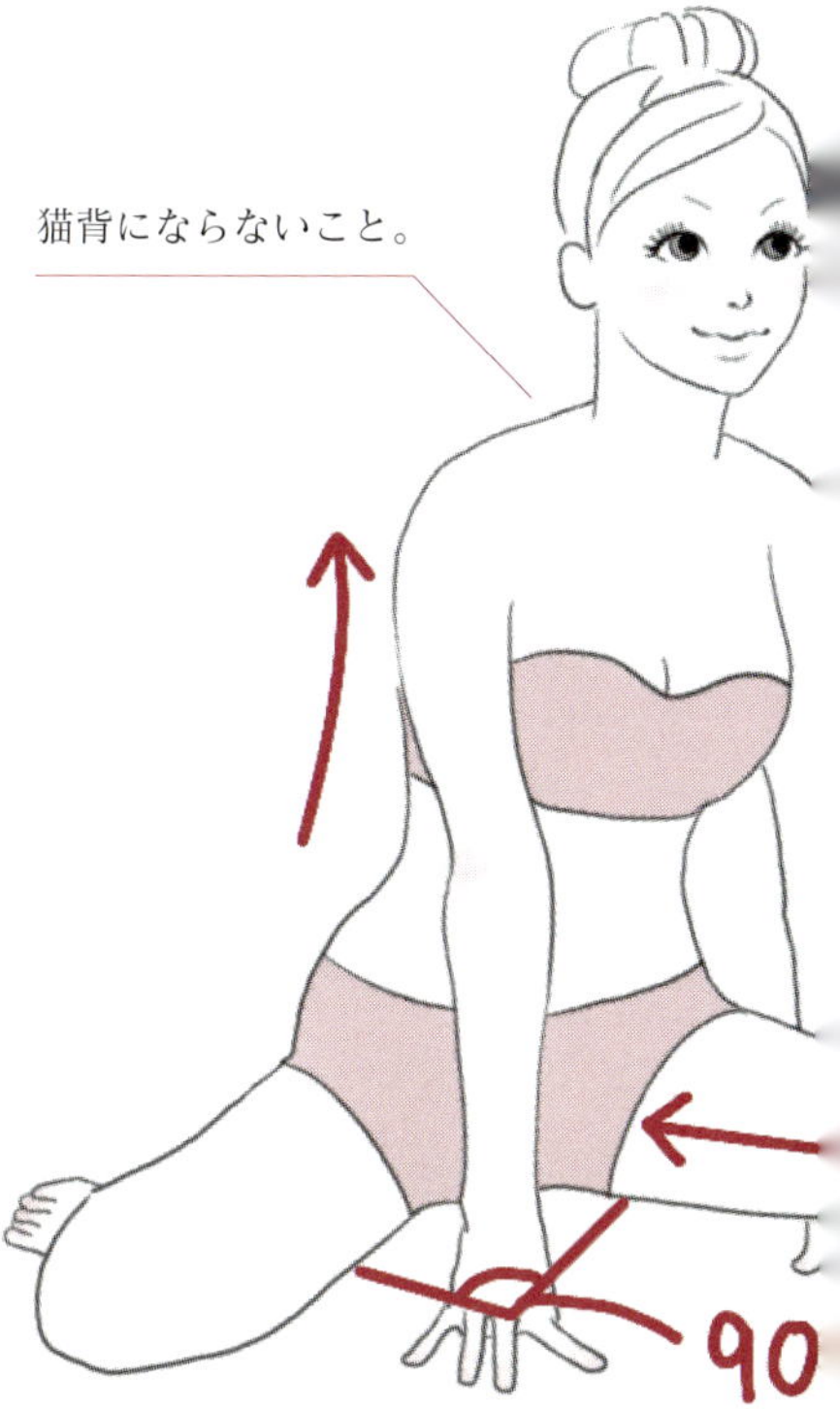

◆Point

狭いスペースで行う分、股関節と脚全体の筋肉の柔軟さがポイントになります。あえて少し負荷のかかるポーズで下半身を強化していきます。

こたつがかりとは

こたつの中で行い、パートナーと同じ方向を向いて、長座のパートナーの上にまたがり、フィットさせる背面座位です。

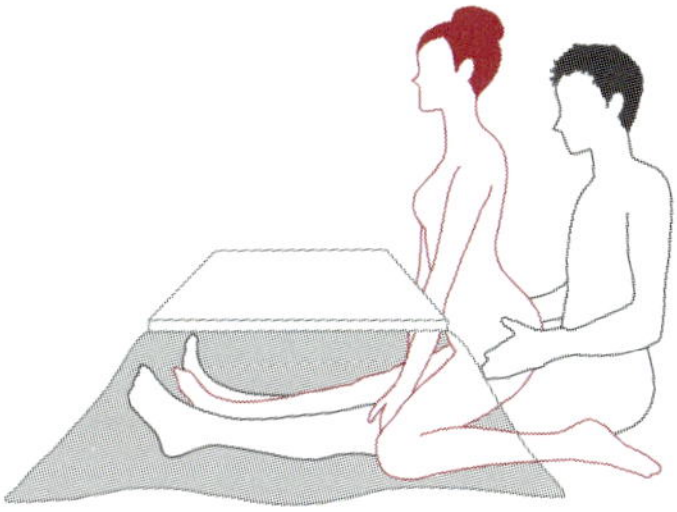

体力活性しゃがみ術

35手 吊り橋

TSURIBASHI

二の腕を引き締める

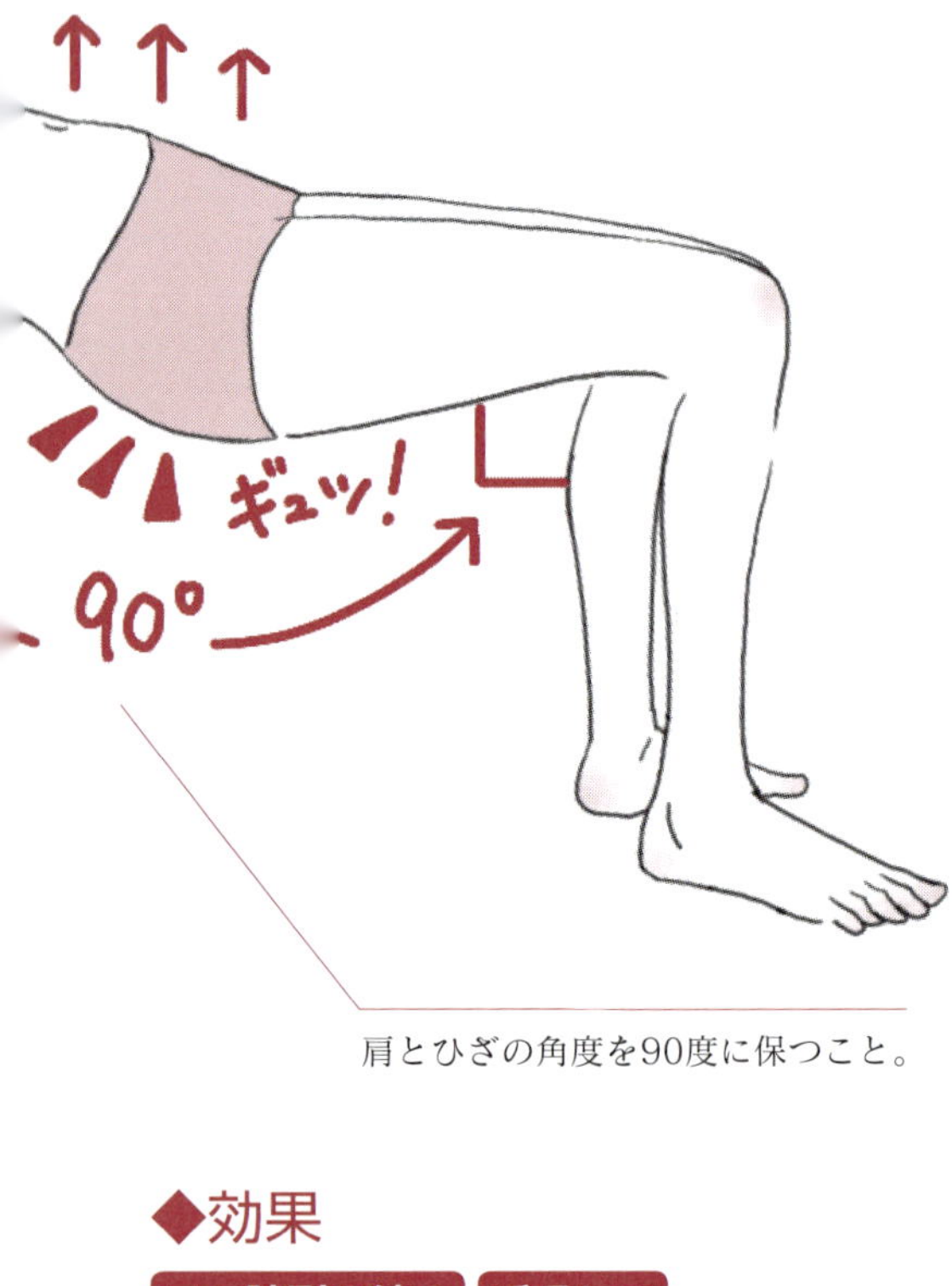

肩とひざの角度を90度に保つこと。

◆効果

二の腕引き締め **呼吸ケア**

体幹強化 **桃尻効果**

胸筋を広げるポーズなので、肩コリと呼吸困難の緩和、腕の筋力と体幹を強化する効果があります。

◆やり方

①足を肩幅に広げて床に座る。

②両手をお尻の後ろにつき、**指先はカラダの方へ**向ける。

③**肛門と膣を締めたら、お尻を持ち上げ、足はひざの真下、手は肩の真下にくるようにする。**

④カラダを**床と平行**にまっすぐにし、目線は天井へ。

⑤状態をキープし、**腹式呼吸を6回（1分）。**

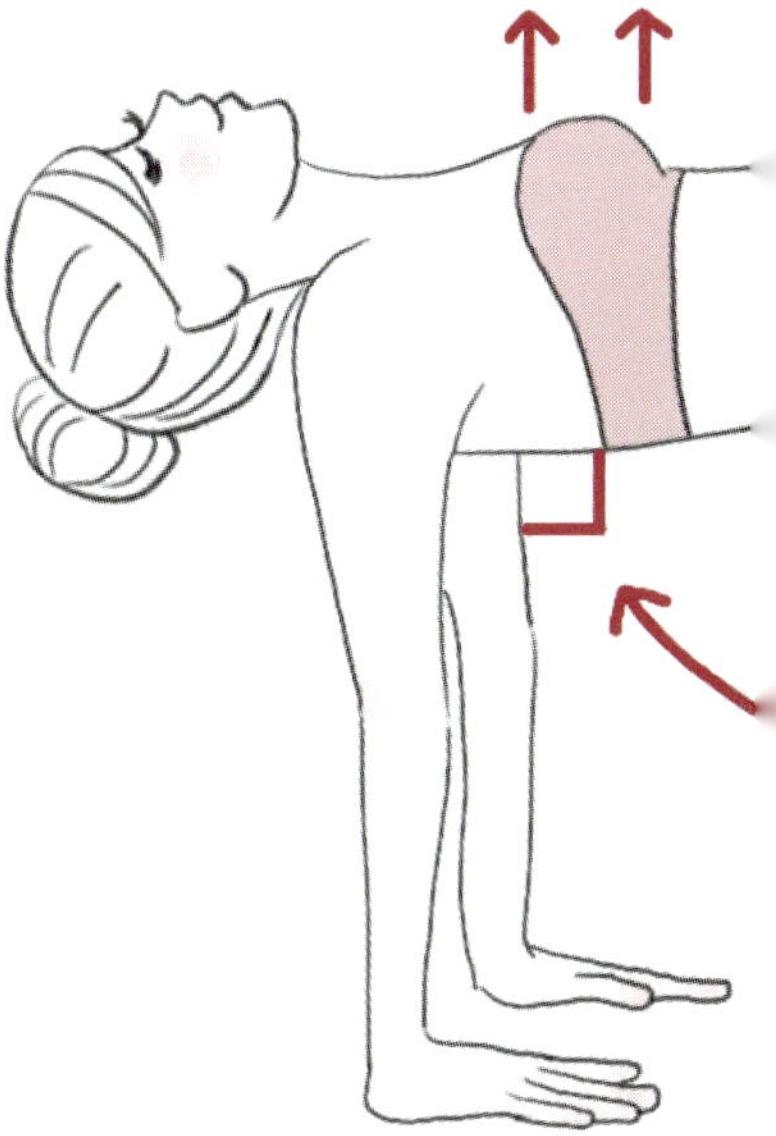

◆Point

宙に浮いた自分のカラダを、両腕で支えてフィットさせるので、腕力と体幹がポイントになります。YOGAの「テーブルのポーズ」で行っていきます。

吊り橋とは

女性のポーズを、吊り橋に比喩した正常位の体位です。向かい合ったパートナーに太ももを支えてもらい、両腕で自分の体重を支えながらフィットさせるアクロバティックな体位です。

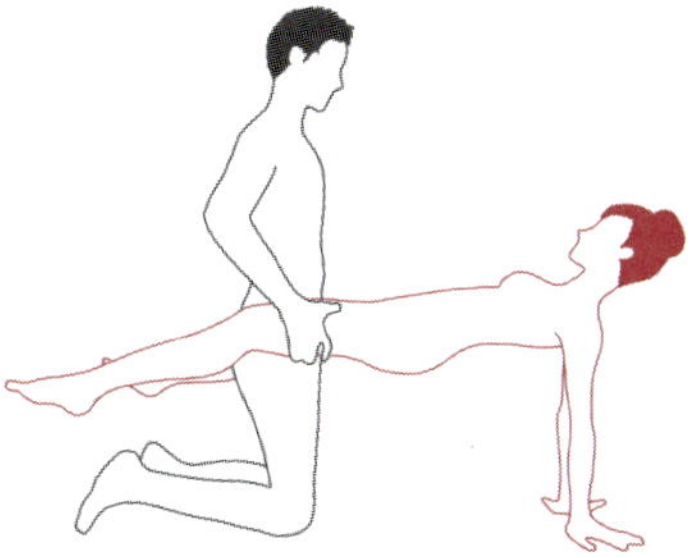

体力活性しゃがみ術

36手

乱れ牡丹

MIDAREBOTAN

胸筋を広げながら、ゆるく体幹を鍛える

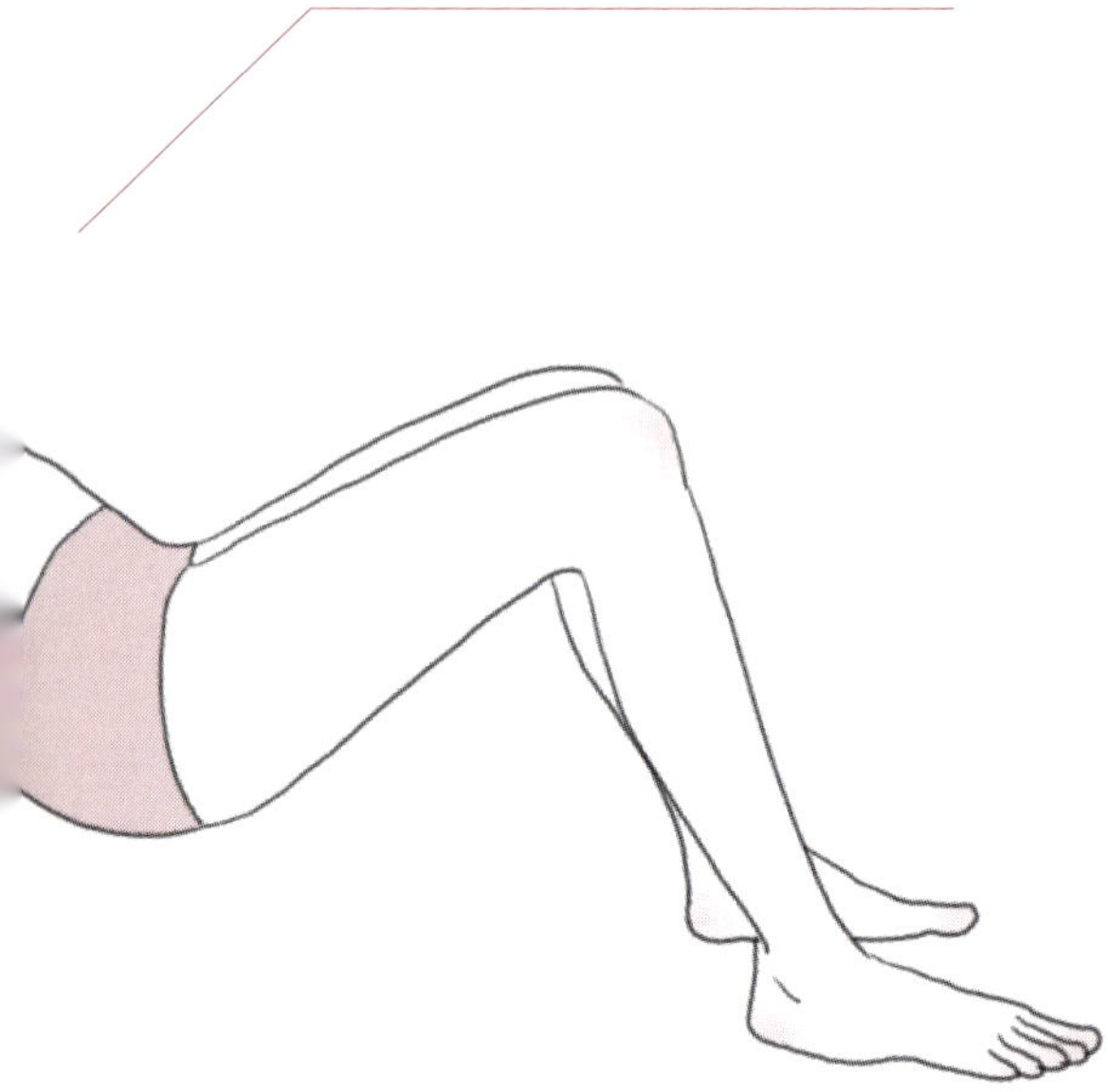

◆効果

肩コリ解消 **体幹強化** **二の腕引き締め**

35手の「吊り橋」同様、胸筋を広げるポーズなので、肩コリと呼吸困難の緩和、腕の筋力と体幹を強化する効果があります。

◆やり方

①足を肩幅に広げて床に座る。

②両手をお尻の後ろにつき、**指先はカラダの方へ**向ける。

③両手両足でお尻を持ち上げ、**足はひざの真下、手は肩の真下**にくるようにする。

④**お尻は床から10センチ**くらいでキープし、目線は天井へ。

⑤状態をキープし、**腹式呼吸を6回（1分）。**

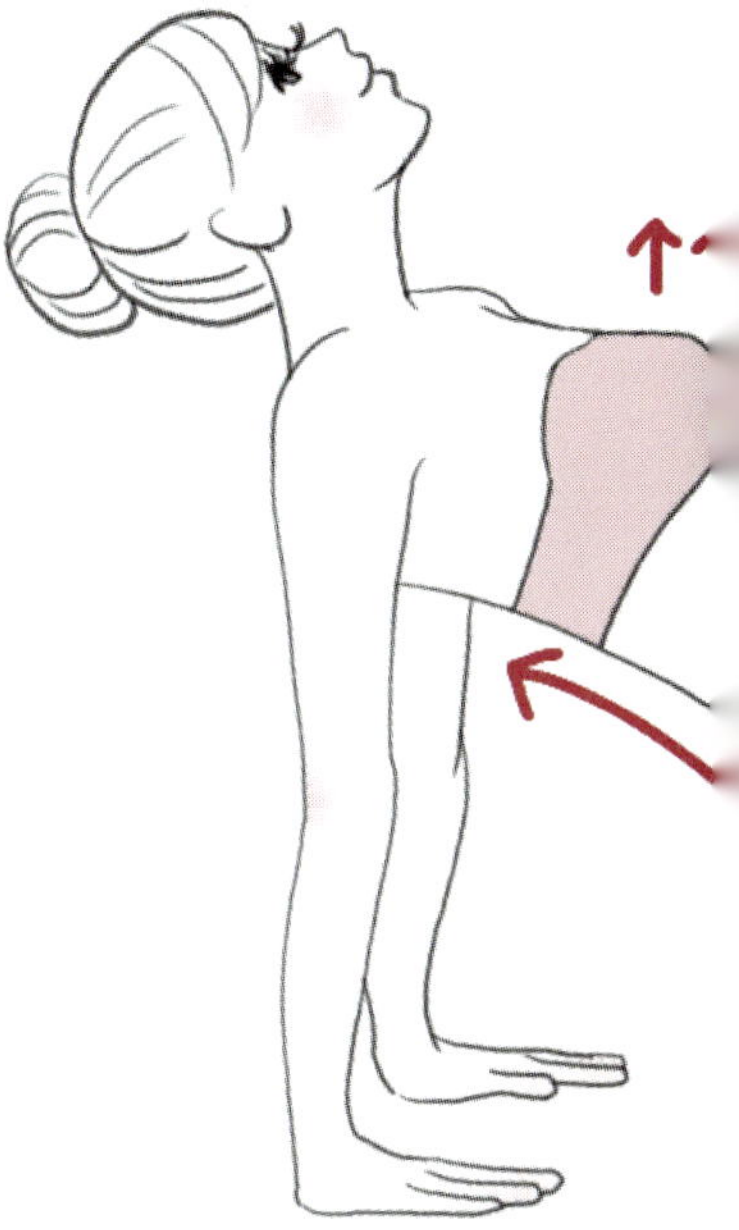

◆Point

パートナーがムーブしやすいように、しっかり開脚し、両手で自分の体重を支えます。35手「吊り橋」から、腰を下げたポーズになるので、吊り橋からの流れで行ってください。

乱れ牡丹とは

江戸時代、女性器のことを「牡丹」と言ったそうです。大胆に開脚した女性を比喩した言葉で、後ろから太ももを支えられながらフィットされる、背面座位です。

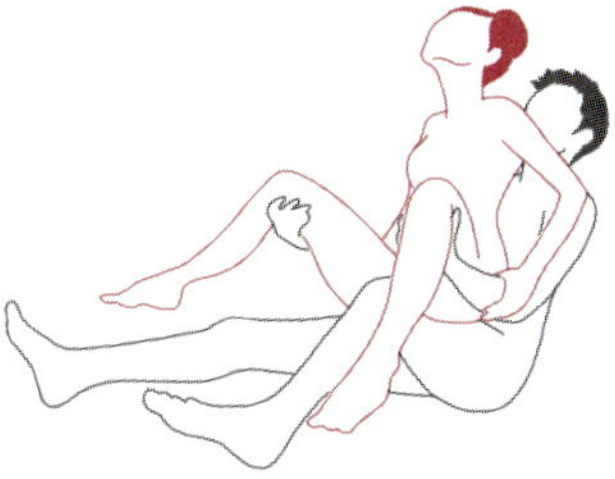

体力活性しゃがみ術

37手 御所車

GOSHOGURUMA

下半身全体を活性化させる

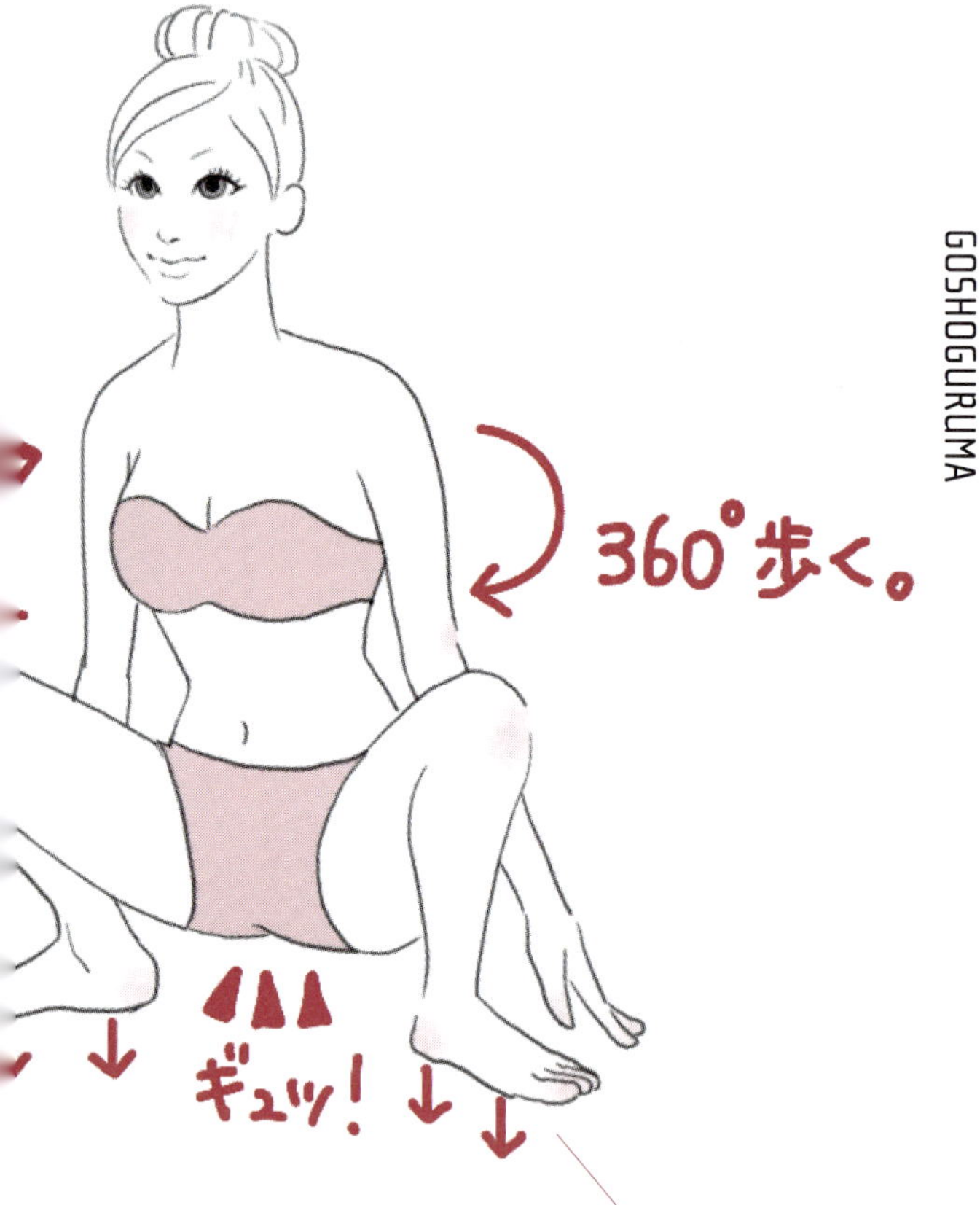

かかとが浮かないこと。

◆効果

下半身の筋力強化

下半身全体の強化と、血液循環の向上、ヒップアップ効果、体力活性化に効果的です。

◆やり方

①**開脚して**しゃがむ。

②肛門と膣を締め、**膣を中心に**、ガニ股歩きでゆっくりと一回転する。

③一回転したら、反対側にもゆっくり一回転する。

ひざの痛い方は絶対に
無理しないこと。

◆Point

足裏はかかとまで床につけて、ひざの屈伸運動と、脚力、お尻の筋肉全て使って歩きます。

御所車とは

女性上位のひとつなのですが、女性にとっては一番辛い体勢かもしれません。なぜなら、フィットした箇所を中心にし、360度歩くように回転しなければなりません。最も衝撃的な遊び心のある体位であり、もはや筋トレと言っても過言ではありません。

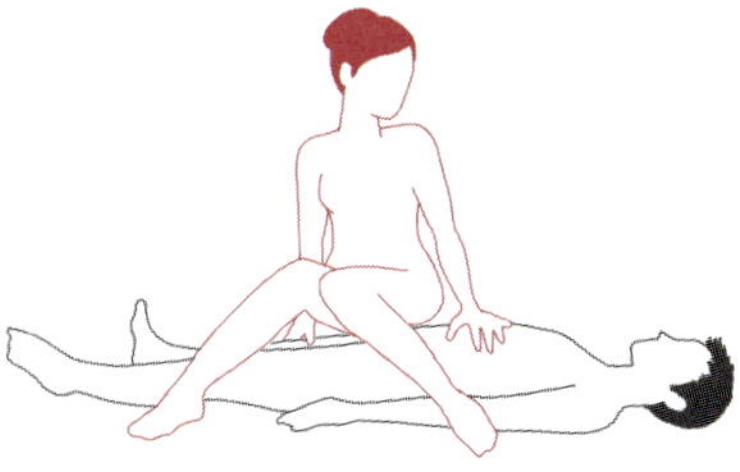

体力活性しゃがみ術

38手 帆かけ茶臼

HOKAKE-CHAUSU

腹筋を鍛え、ポッコリお腹解消

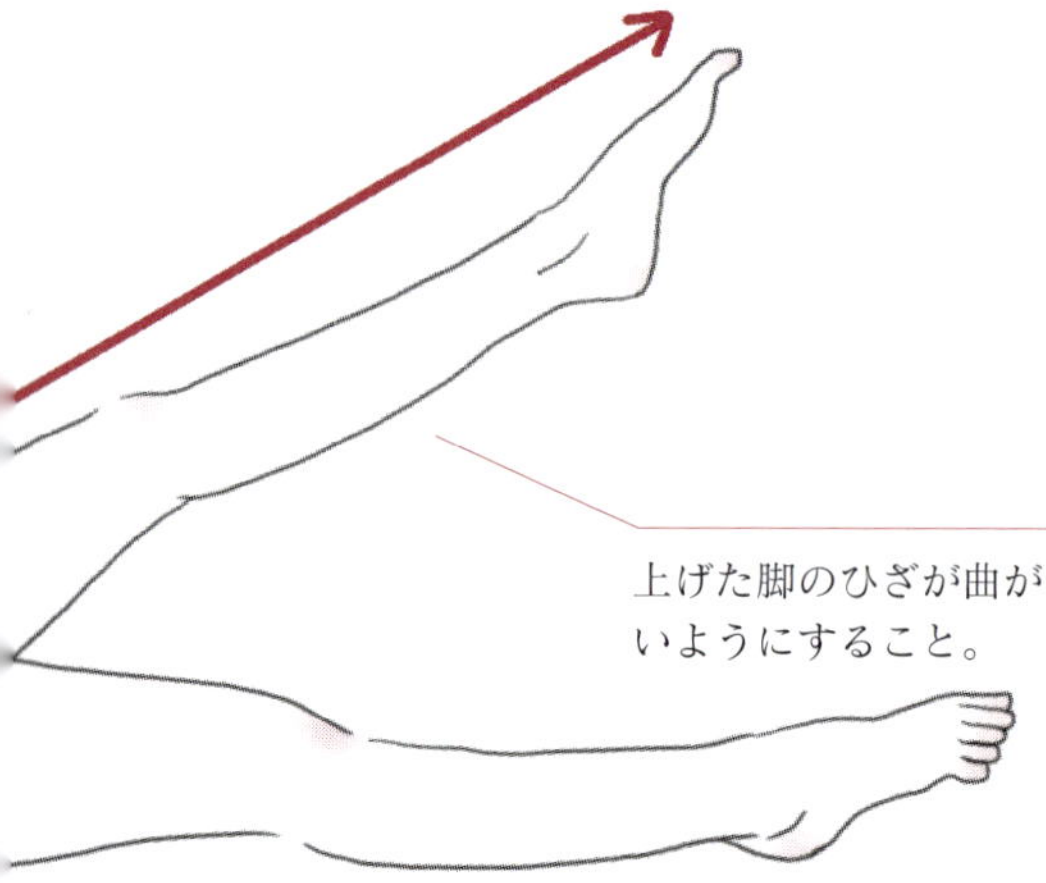
胸が落ちないように気をつけること。
上げた脚のひざが曲がらないようにすること。

◆効果

体幹強化 腹筋強化 お腹引き締め 美脚効果

体幹強化と、全身引き締め効果があります。便秘解消とポッコリお腹解消にも役立ちます。

◆やり方

①長座になり、両手はお尻の後ろにつく。

②**胸をしっかり上げながら、ひざが曲がらないように**片脚を上げる。

③**肛門と膣を締めて、へそ下の丹田に意識を向け**、状態をキープし**腹式呼吸を6回（1分）**。

④逆脚も繰り返す。

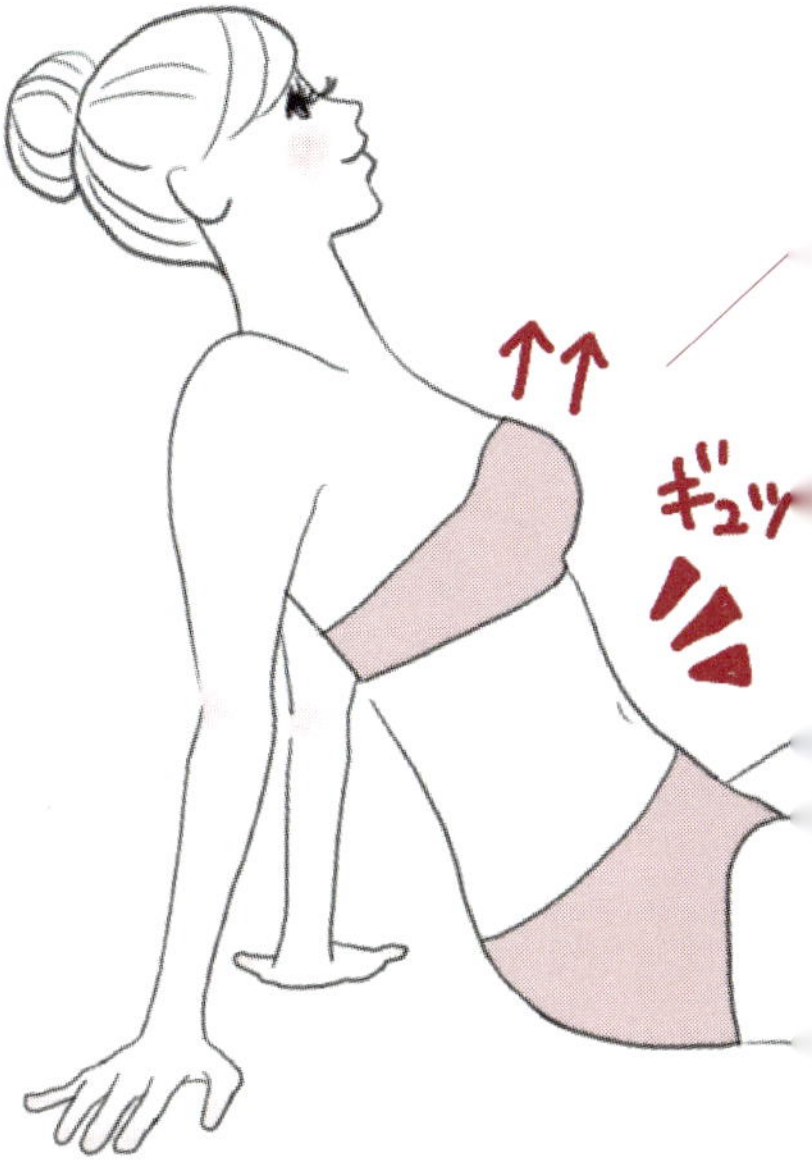

◆Point

インナーマッスルを使って、脚を高く上げます。

帆かけ茶臼とは

片脚をパートナーの肩に上げた姿を、船の帆に比喩したもので、向かい合ってフィットさせる体位です。

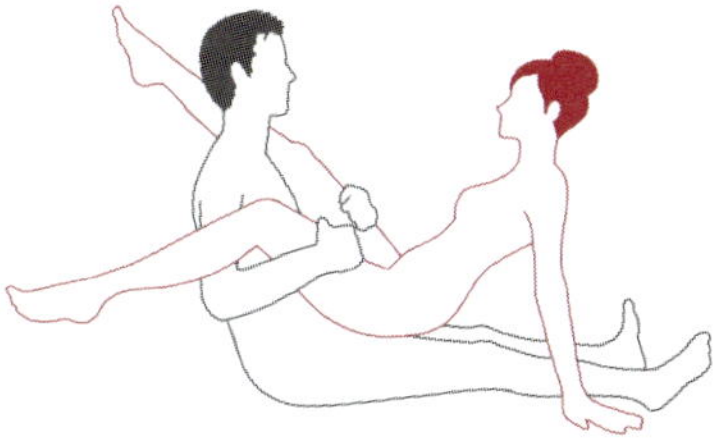

39手 獅子舞

SHISHIMAI

しっかり体幹を鍛え、全身を引き締める

ひじ、ひざをしっかり伸ばし、
集中してバランスをとること。

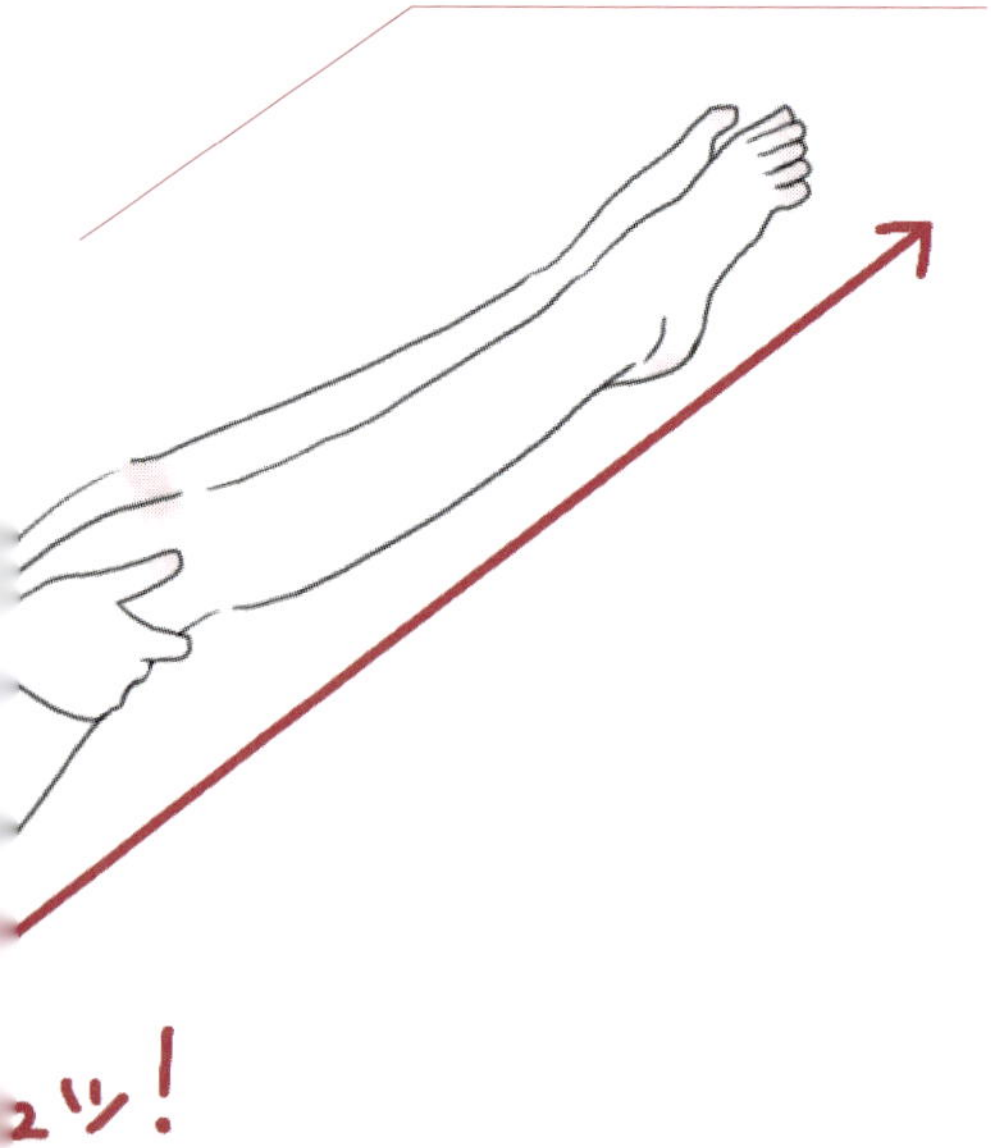

◆効果

体幹強化 **全身引き締め**

集中力 **重心コントロール**

インナーマッスルを使うので、体幹強化と、全身引き締め効果があります。内臓下垂のポッコリお腹解消と予防、便秘解消にも効果的です。

◆やり方

①**足をそろえ**、ひざを曲げて座る。

②**肛門と膣を締め**、カラダを後ろに倒しながら、**腹筋に力を入れ、両脚を上げていく。**

③ひざが曲がらないように、両脚をしっかり伸ばし、**手はひざの方へ**伸ばす。

④状態をキープし、**腹式呼吸を6回（1分）。**

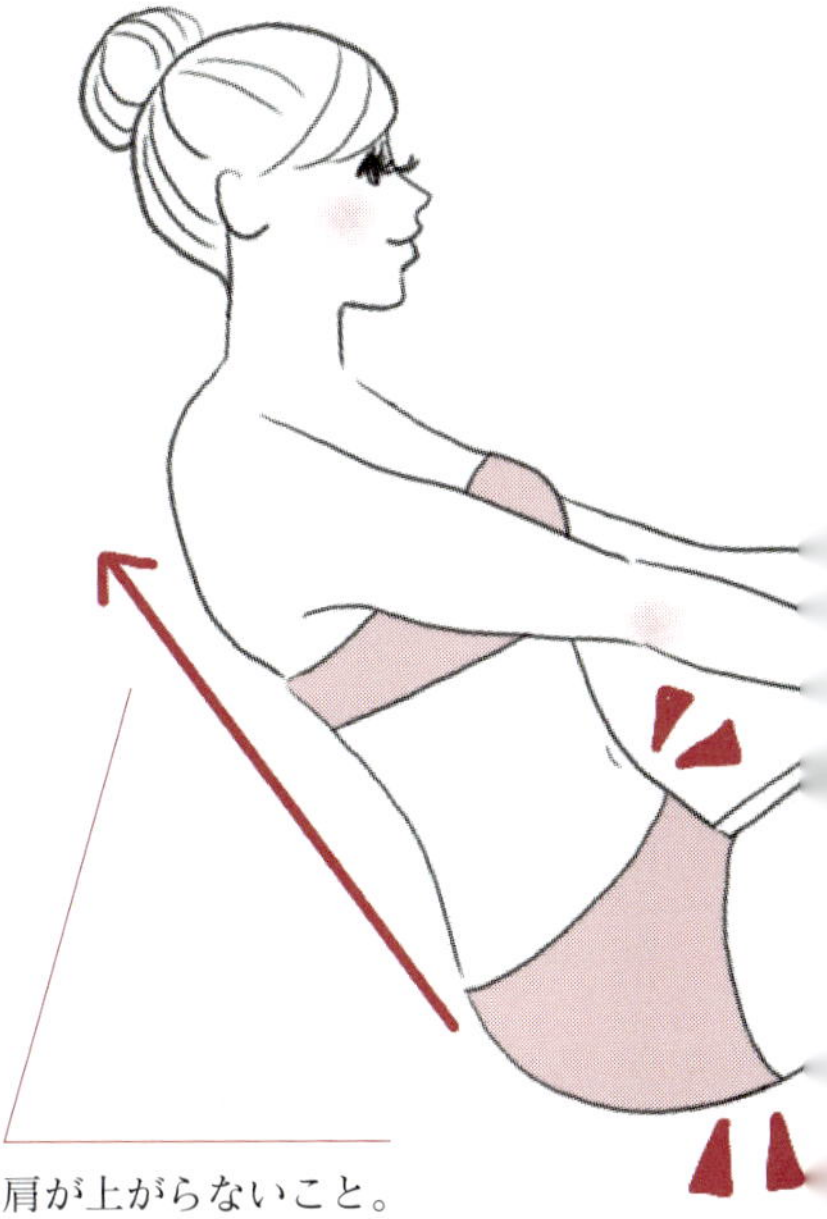

肩が上がらないこと。

◆Point

カラダの柔軟さと体幹、膣と肛門の括約筋もポイントになります。YOGAの「船のポーズ」で行っていきます。

獅子舞とは

高く上げた女性の両脚を獅子舞の角に比喩したもので、パートナーと向かい合い、両脚を高く上げてフィットさせる体位です。

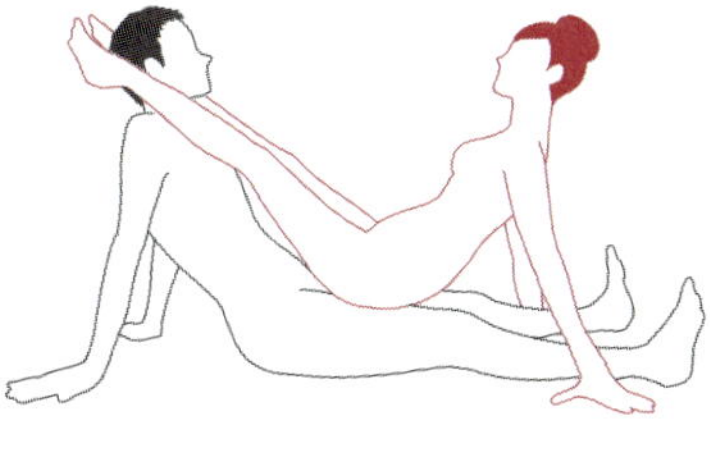

Part3

体幹強化術

40手→48手

こちらは、ややハードなポージングをまとめてあります。**立って行うポーズや集中力が必要なポーズ、逆さになるポーズなど、**全身運動が中心になりますので、しっかり体幹を鍛え、バランス感覚をつけたい方にオススメです。

更に、**普段の生活ではなかなか意識して使うことのない**腕、胸筋を使うポーズもまとめてありますので、二の腕引き締めや、バストケアにも良いでしょう。全身を一度にケアできるので、時間がないときでも短時間で集中して行うことで、血巡りが良くなり、カラダをスッキリさせられます。

「朝起きるといつも怠《だる》い」「寝ても疲れが取れない」「朝から憂鬱」という方は、イザナミとイザナギのポーズでもある《後ろ櫓《やぐら》（１４６ページ）》だけでも**朝起き掛け**に行うと良いでしょう。**慢性肩こりの方やむくみの出やすい方は特に、朝にしっかりストレッチすることで**全身が伸び、カラダがほぐれてスッキリしますし、**喘息やＣＯＰＤ（慢性閉塞性肺疾患）などの肺機能低下症の方は、**胸筋がしっかりストレッチされるので呼吸が楽になり、一日のエネルギー消費の向上も期待できます。毎朝起き掛けにぜひ続けていただきたい《神聖なポーズ》です。

その他、脚や首など傷めないよう、気を付けながらチャレンジしてみてください。

体幹強化術

40手 立ち鼎

TACHIKANAE

バランス感覚と集中力をつける

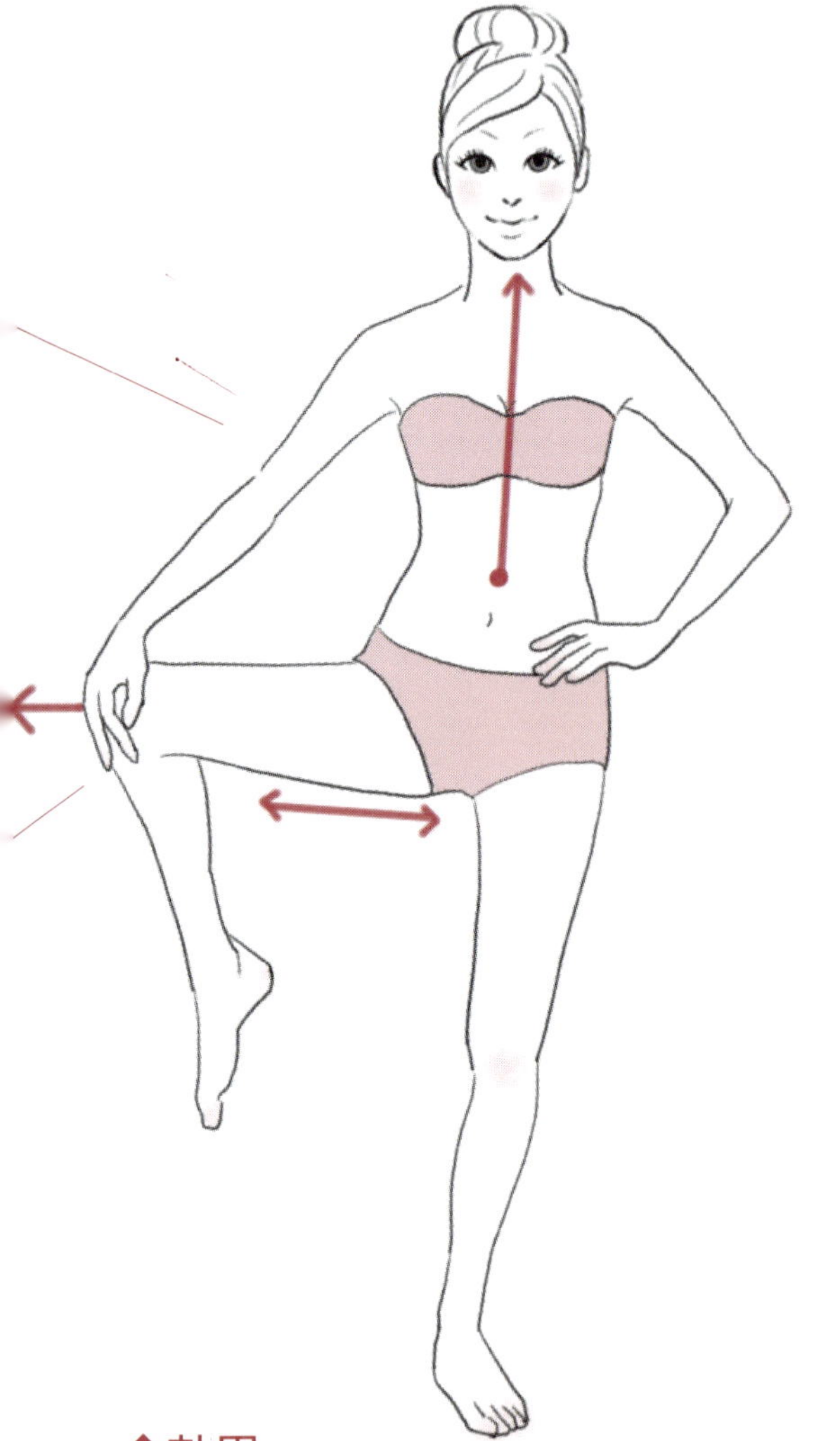

◆効果

体幹強化　バランス感覚　集中力　脚力強化

片脚に重心を置くので、脚力と集中力が養われ、姿勢が良くなるポーズです。

◆やり方

①つま先が正面を向くように足をそろえ、**足裏で床をつかむように立つ。**

②片手は腰に当て、もう片方の手でひざをつかんで脚を上げる。

③**手でひざを外側に広げ、股関節を広げる。**

④姿勢をまっすぐに保ち状態をキープし、**腹式呼吸を6回（1分）。**

⑤逆脚も同様に繰り返す。

カラダがぶれないように集中するこ

ひざが前に来ないこと。

◆Point

YOGAの「木のポーズ」に似たポーズです。パートナーに重心を預けずに、しっかり自分の重心は自分で支えましょう。

立ち鼎とは

「鼎」とは中国古代の青銅器で、３本の脚と、左右に付く１対の取っ手が特徴だったことから、ふたりの様が比喩されています。パートナーと向かい合って立ち、女性は片脚をパートナーの腰へ上げ、もう片方の脚でカラダを支えながらフィットさせるため、重心コントロールとバランス感覚が必要な体位です。

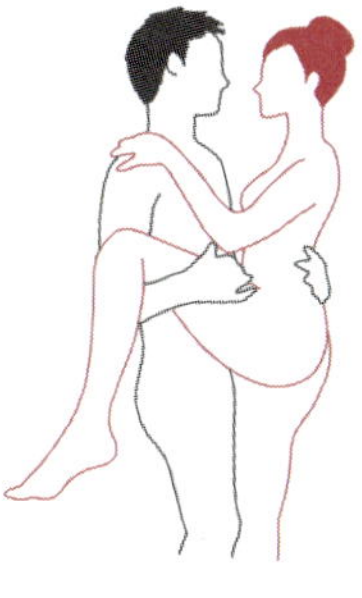

体幹強化術

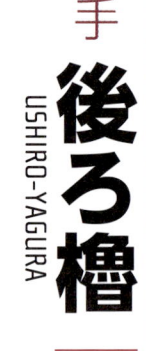

41手 後ろ櫓

USHIRO-YAGURA

ボディバランスを整え、血巡りを良くする

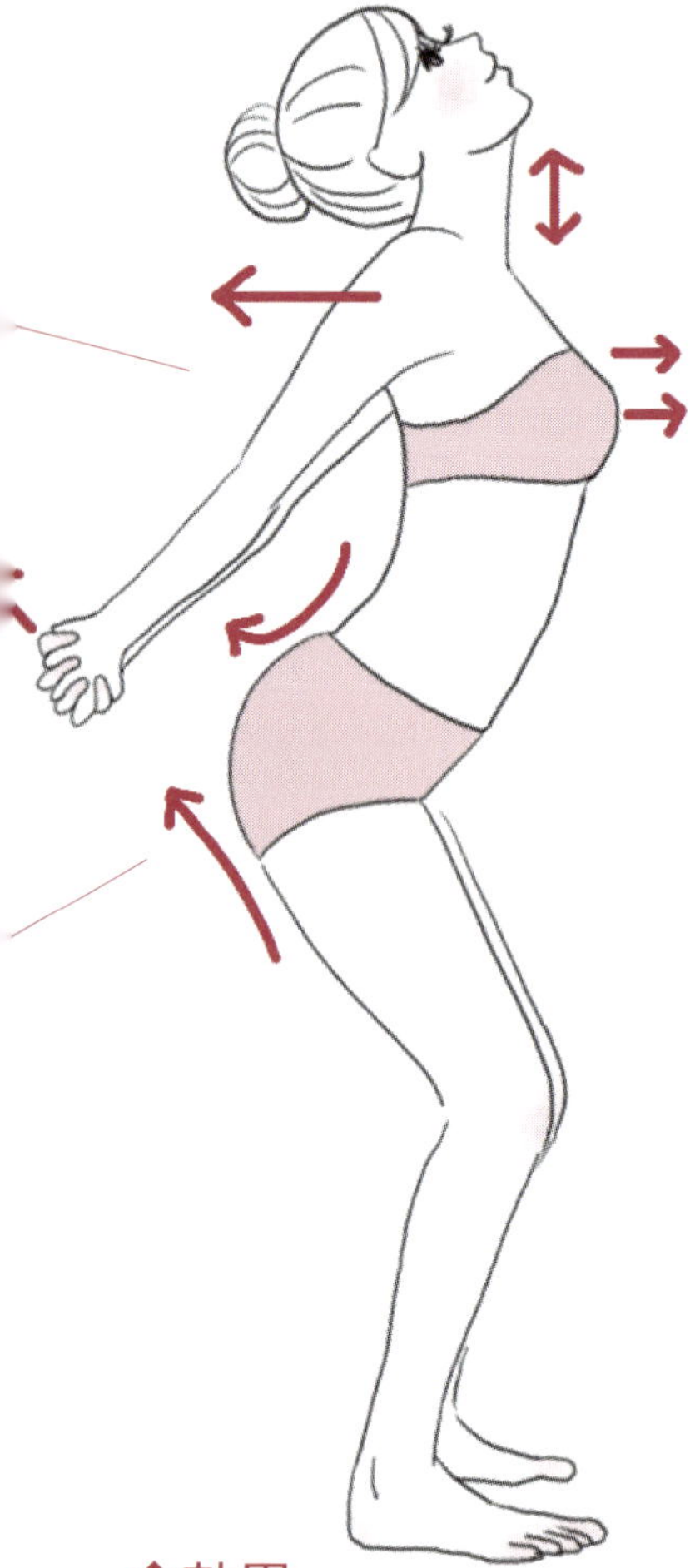

◆効果

全身引き締め　ボディバランス　セクシー　血流アップ　体幹強化

背中の引き締め効果と、体幹を使うので全身のボディバランスとラインが美しく整います。

◆やり方

①つま先が正面に来るように足をそろえ、軽く足を広げて立つ。

②両手を後ろに組み、**肩甲骨をしっかり寄せて**、手を上がるところまで上げる。

③**椅子に腰かけるようにひざを曲げ、お尻を上げて腰を反らす。**

④さらに、**後頭部と手が近づくイメージ**で頭を上げ、目線は天井に向ける。

⑤状態をキープし、**腹式呼吸を6回(1分)**。

ただ腕を上げては効果がないのでしっかり肩甲骨を寄せること。

しっかりお尻を反らす。

◆Point

肩甲骨をしっかり引き寄せ、背中のラインをセクシーに美しく魅せるように、背中を意識しましょう。

後ろ櫓とは

相撲の決まり手の「櫓投げ」と、船を漕ぐときに使う太い棒の櫓(ろ)を、男性の性器に掛けてついた言葉と思われます。イザナミとイザナギの「国産み」のポーズで、立った状態で背面からフィットされる体位です。

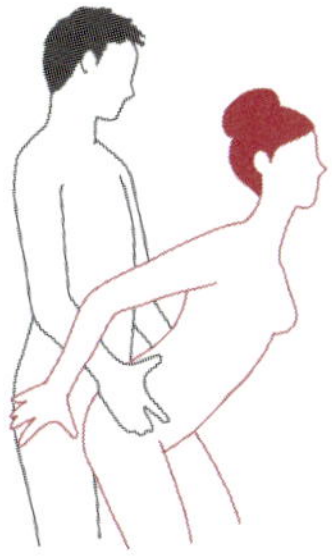

体幹強化術

42手 鳴門

NARUTO

バランス感覚を整え、美脚になる

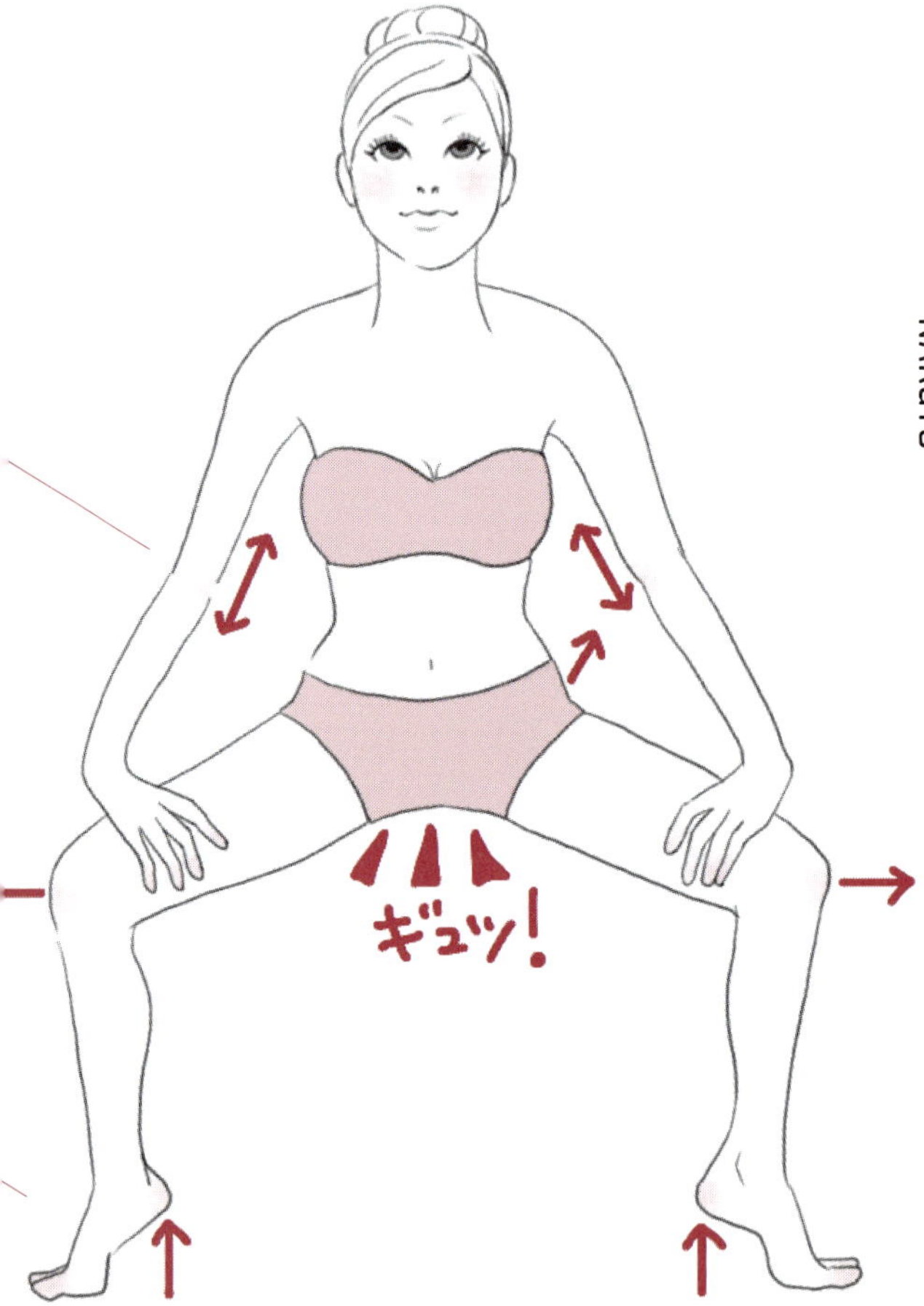

◆効果

体幹強化 **バランス感覚**

集中力 **脚力強化**

両腕のストレッチ効果、ヒップアップ効果、脚全体の筋力強化で美脚効果、バランス感覚の強化に効果的です。

◆やり方

①肩幅よりも広めに足を開いて立つ。

②**肛門と膣を締め**、かかとを浮かせ、つま先立ちになる。

③両手は**指先が内股へ向くように**ひざ上に置き、両ひざは外側に向けて軽く曲げる。

④**腰を反らせてお尻を上げ、肩甲骨を寄せて胸を上げる。**

⑤状態をキープし、**腹式呼吸を6回(1分)**。

ひじは曲げない。

つま先立ちでふらつかないように集中すること。

◆Point

パートナーがムーブしやすいように、しっかり開脚し、つま先で体重を支えます。

鳴門とは

男性が、「鳴門海峡の渦潮」のように腰を大きく回転させる動きを比喩した言葉で、椅子などに座って行う背面座位です。

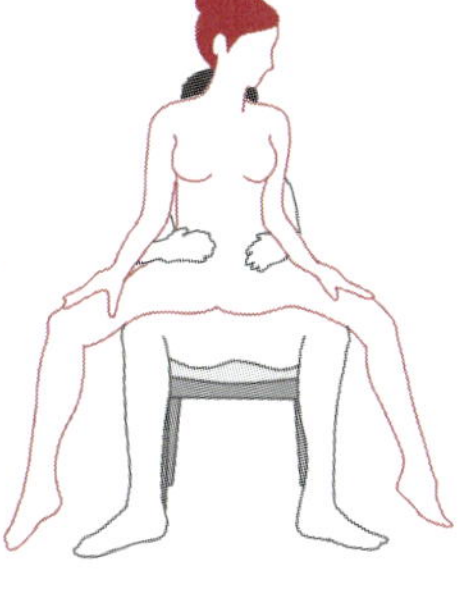

体幹強化術

43手

碁盤攻め

GOBANZEME

ボディラインを美しくする

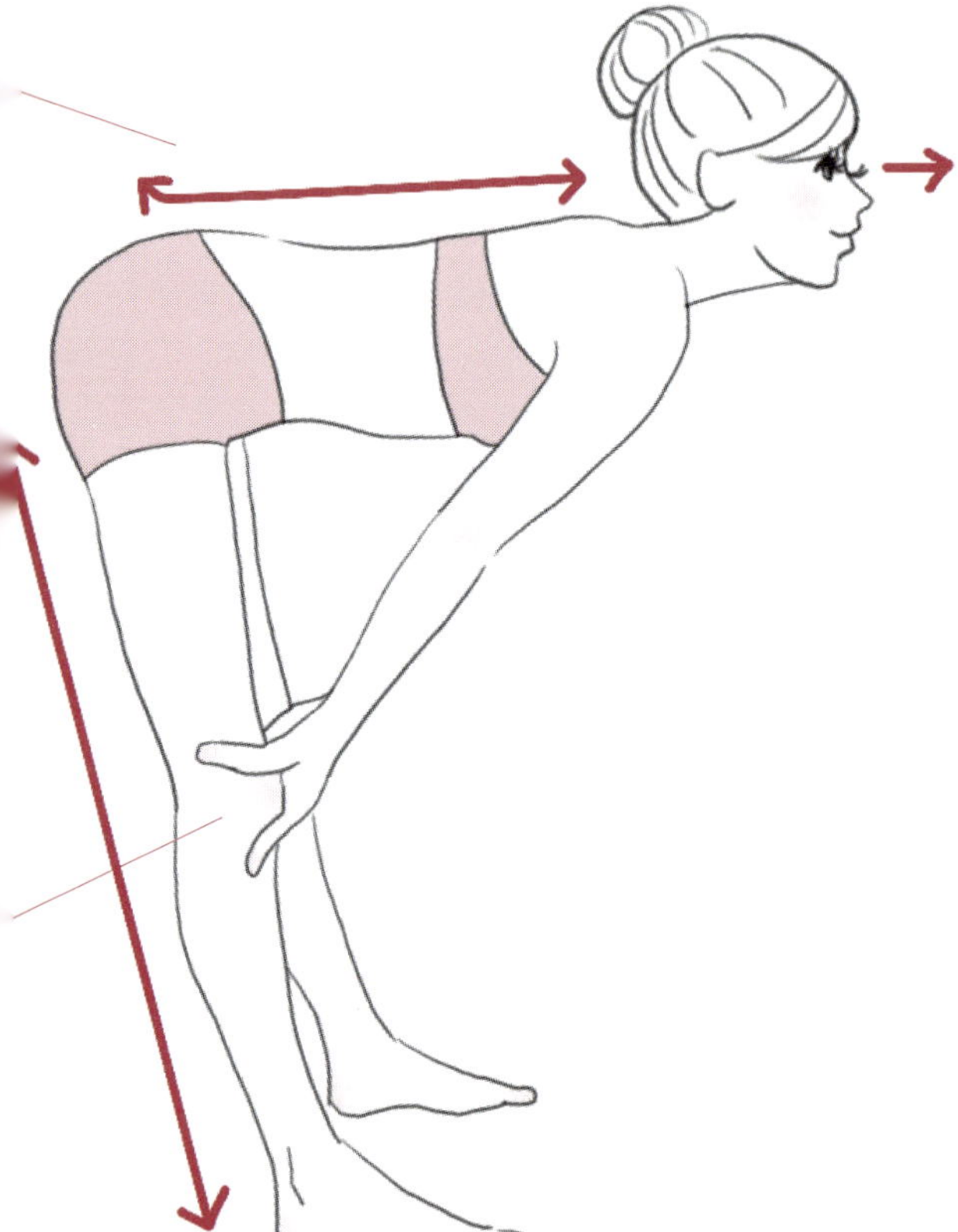

◆効果

美脚効果　むくみ解消

ボディバランス　冷え解消

脚全体のストレッチ効果により、下半身の冷えやむくみ予防になります。

◆やり方

①肩幅よりも広めに足を開いて立つ。

②**指先が内股の方を向くように**、手をひざの上に乗せ、正面を見る。

③**ひざをしっかり伸ばし、腰を反らせてお尻を上げて、背筋をまっすぐに伸ばす。**

⑤状態をキープし、**腹式呼吸を6回（1分）。**

◆Point

ボディラインを鍛えるために、台は使わずにひざに手を置いて行います。背中のラインからヒップラインまで女性のセクシーさが強調されるポーズなので、背筋をしっかり使ってラインづくりをしましょう。

猫背になるとセクシーさがなくな
ので、背筋をしっかり伸ばすこと。

ひざが曲がらないように。

碁盤攻めとは

立った状態で碁を打っている姿に比喩した、背面からフィットされる体位です。

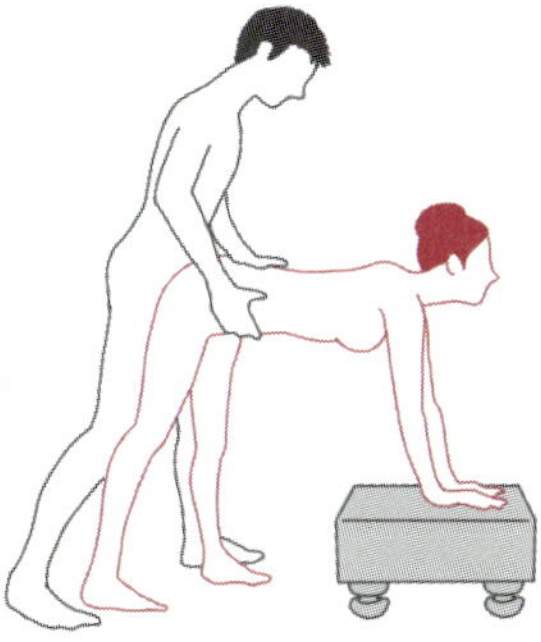

体幹強化術

44手

仏壇返し

BUTSUDANGAESHI

全身の血流を促し、疲労回復

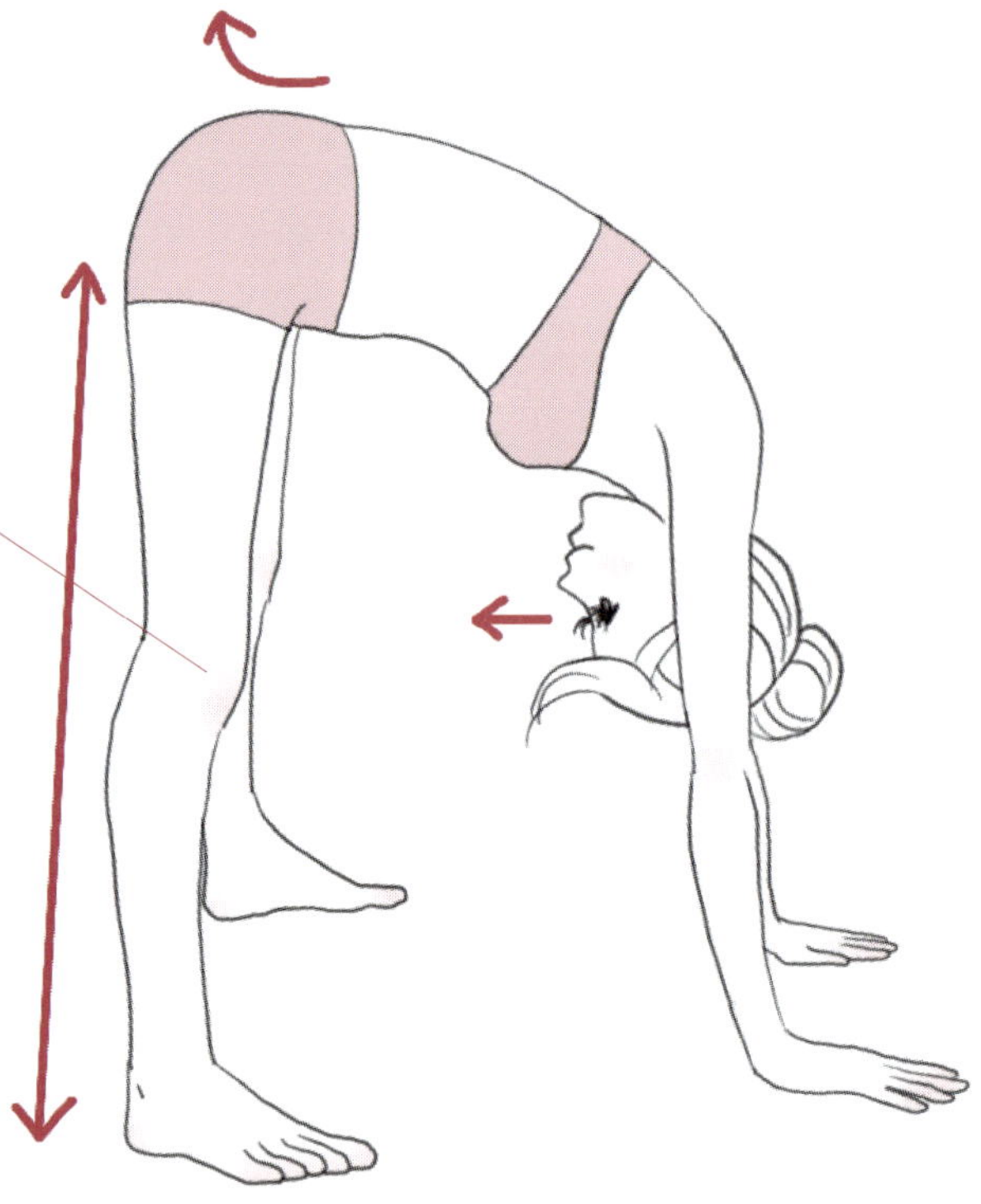

◆効果

血流アップ　冷え解消
代謝向上　疲労回復

全身の血流促進効果がありますので、全身の冷えや慢性疲労の解消効果があります。

◆やり方

①肩幅よりも広めに足を開いて立つ。

②床に手をつき、**頭頂部が床と平行**になるように頭を下げて、**目線は両股の間**へ向ける。

③**ひざをしっかり伸ばし**、腰を反らせてお尻を上げる。

⑤状態をキープし、**腹式呼吸を6回（1分）**。

◆Point

ひざを伸ばし脚全体をストレッチし、更に頭を床に向けることで、全身の血流がアップします。

ひざが曲がらないように注意。

仏壇返しとは

相撲の決まり手のひとつですが、元は芝居の「東海道四谷怪談」のワンシーンで、仏壇を派手にひっくり返す演出になぞったものです。床に手をついて背面からフィットされる体位で、ヒップが強調されます。

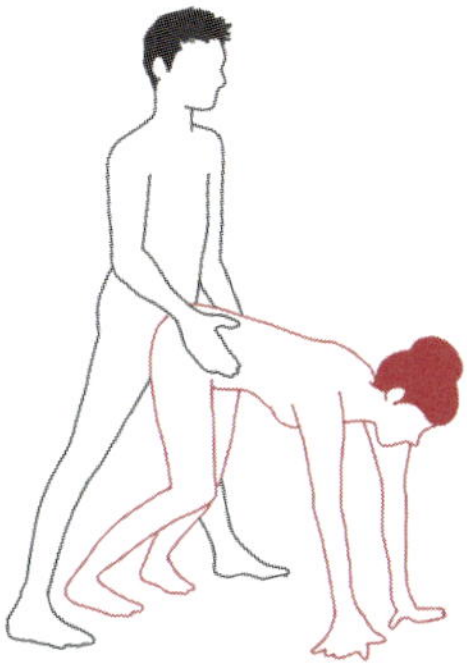

体幹強化術

45手 抱き上げ

DAKIAGE

胸筋と体幹を鍛え、バストアップ

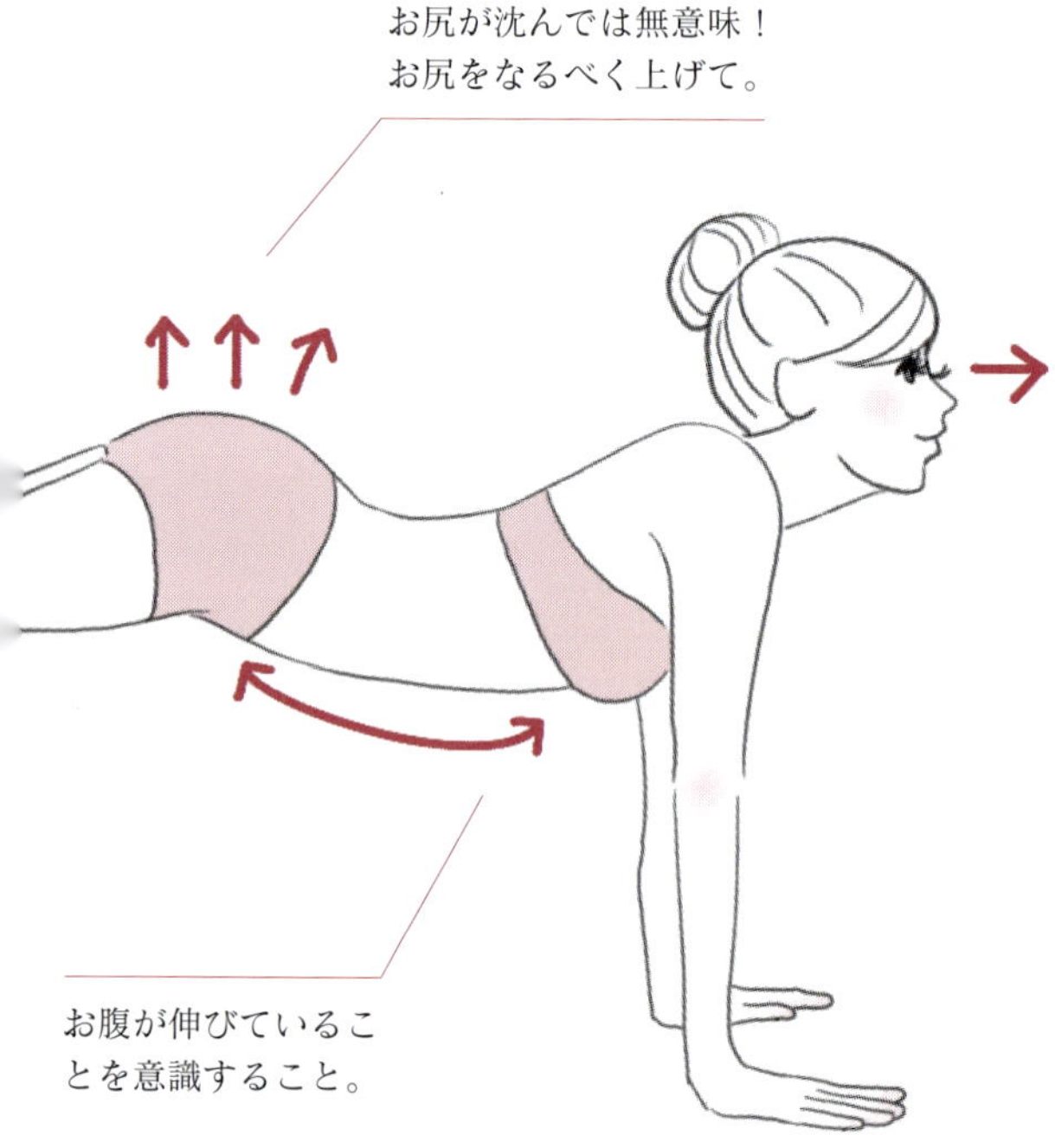
お尻が沈んでは無意味！
お尻をなるべく上げて。
お腹が伸びていることを意識すること。

◆効果

胸筋強化　バストケア　腕引き締め

体幹強化　桃尻効果

両腕の筋力と胸筋の強化、バストアップ、体幹強化に効果的です。

◆やり方

①両手を肩幅に開き、床におく。

②片脚ずつ椅子にひざを乗せ、**ひざは軽く曲げ**、外向きにする。

③腰を反らしお尻を上げて、**へそ下の丹田《たんでん》を伸ばすように背中全体も反らす。**

④目線は正面に来るように顎を上げ、状態をキープし、**腹式呼吸を6回（1分）。**

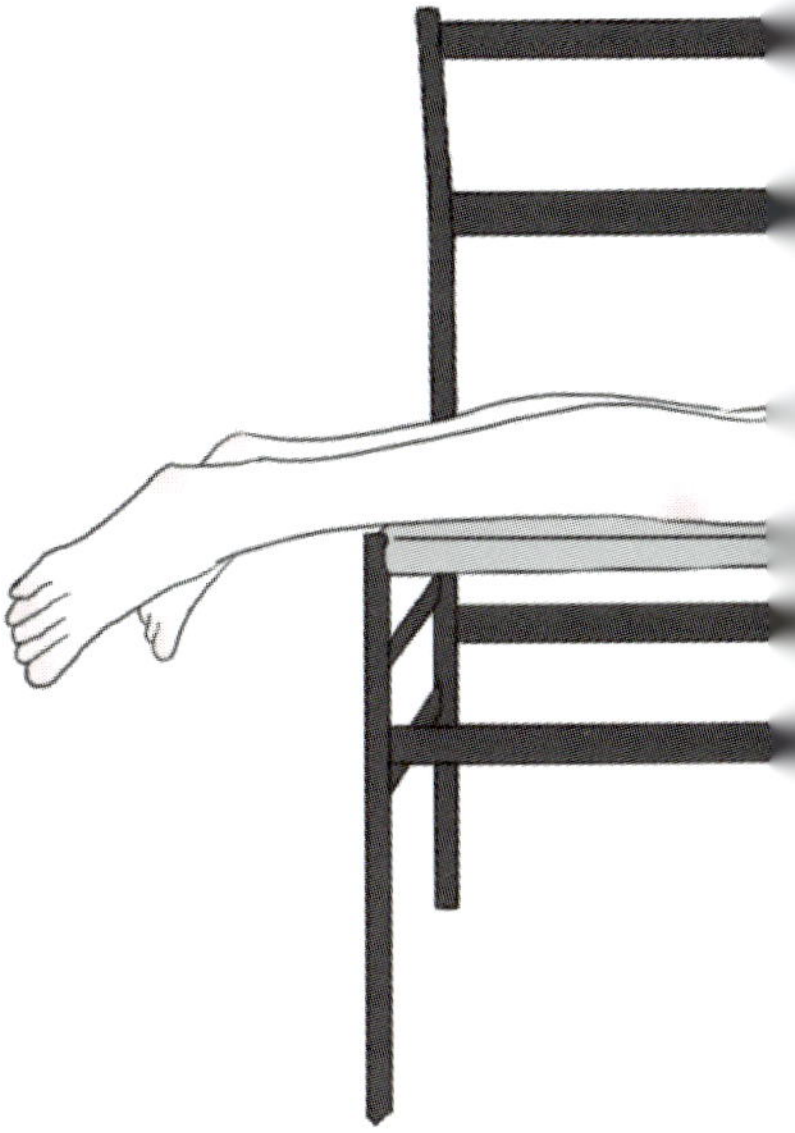

◆Point

股関節をしっかり伸ばして、両腕で自分の体重を支えます。バランスボールを使うと更に体幹が強化されます。

抱き上げとは

後ろから両太ももを抱き上げられてフィットされる、背面の体位です。パートナーの腕力だけに頼ると危険ですので、しっかり自分のカラダを支えます。

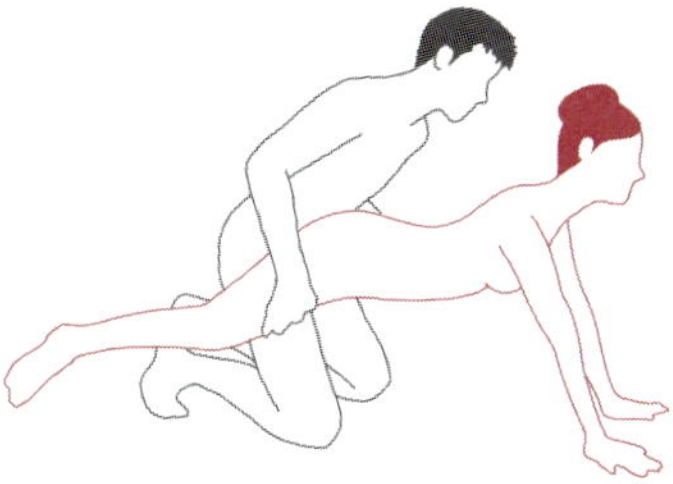

体幹強化術

46手 押し車

OSHIGURUMA

バストアップと美尻をつくる

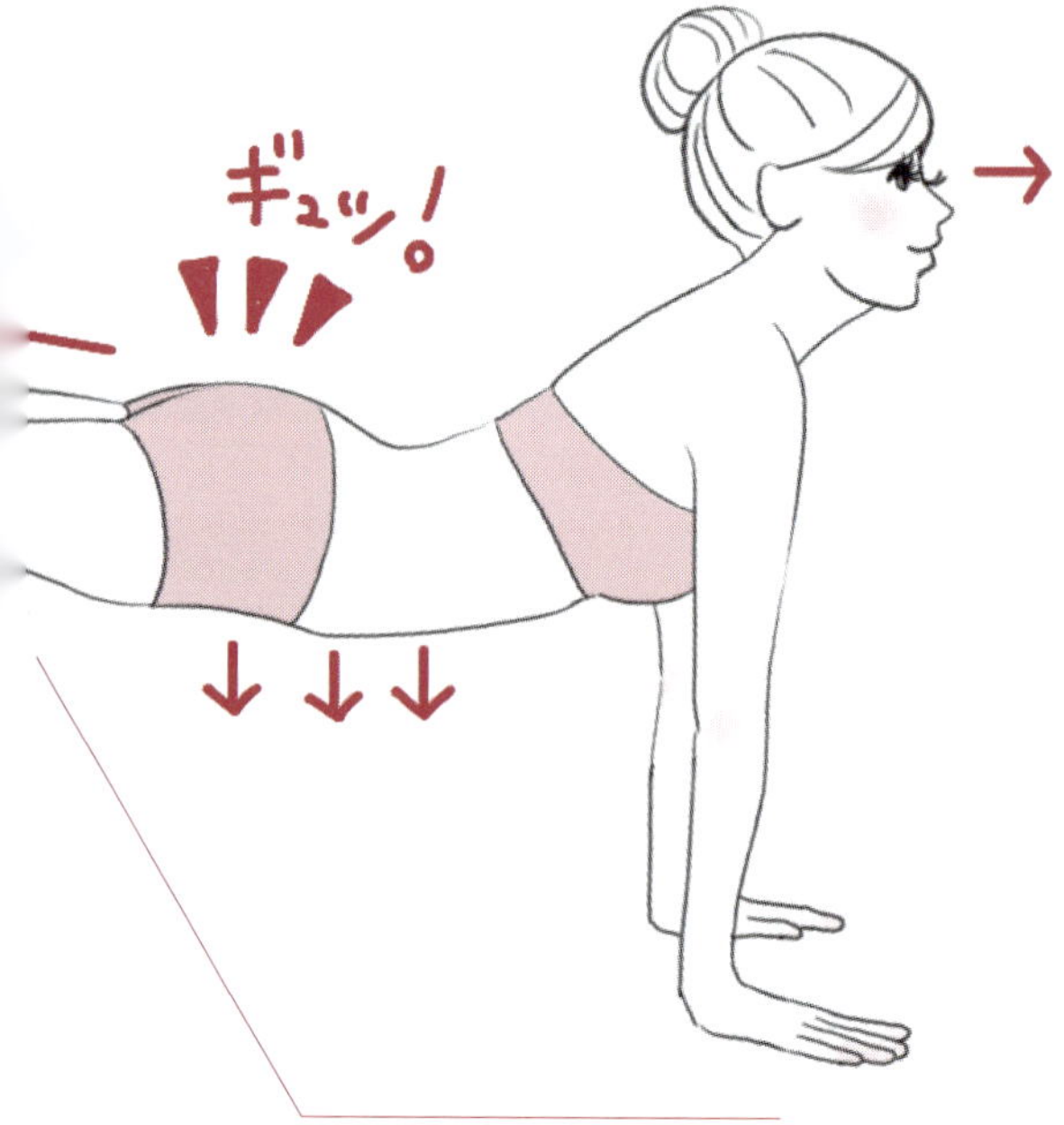

椅子の角が当たって痛い方は
タオルを敷いてください。

◆効果

胸筋強化　バストケア　体幹強化
腕引き締め　桃尻効果

両腕の筋力と胸筋の強化、バストアップ、体幹強化に効果的です。なるべく高く脚を上げることにより、ヒップアップ効果が高まります。

◆やり方

①両手を肩幅に開き、床におく。

②片脚ずつ椅子にひざを乗せ、ひざ上10センチくらいのところに、椅子の角がくるようにする。

③**肛門と膣をしっかり締めて、へそ下の丹田《たんでん》とお尻を、床の方へ沈ませる。**

④**ひざを伸ばし**、両脚を上げて、背中全体も反らす。

⑤目線は正面に来るように顎を上げ、状態をキープし、**腹式呼吸を6回（1分）**。

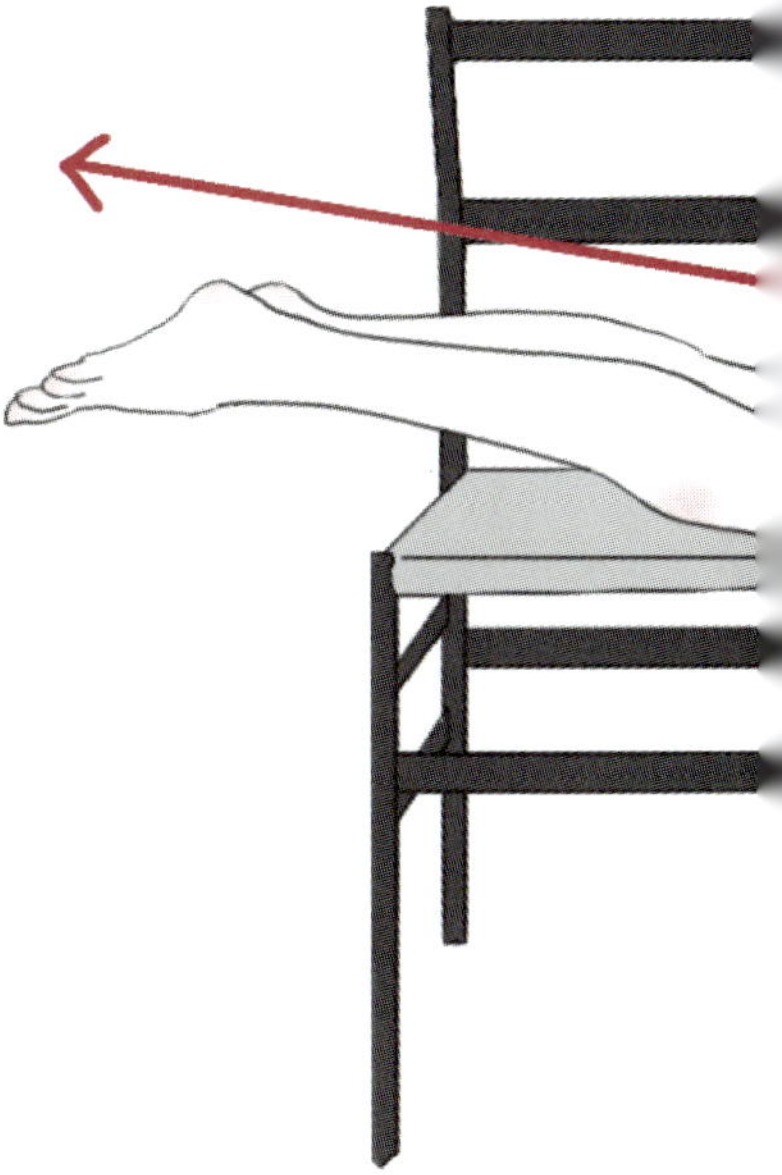

◆Point

パートナーに全体重を預けずに、両腕でしっかり体重を支え、ひざを伸ばして両脚を高く上げることで体幹が鍛えられ、フィットしやすくなります。バランスボールを使うと更に体幹が強化されます。

押し車とは

現代だとリヤカーでしょうか。女性を押し車に比喩したもので、45手「抱き上げ」よりも更に高く両脚を背面から持ち上げられた状態でフィットされる、背面の体位です。

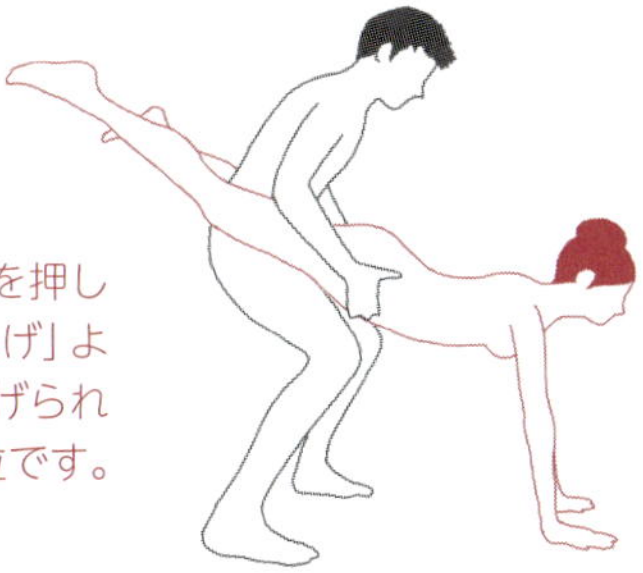

47手 鵯越えの逆さ落とし

HIYODORIGOENO-SAKASAOTOSHI

二の腕とお尻を引き締め

なるべく脚を高く上げることを意識する。

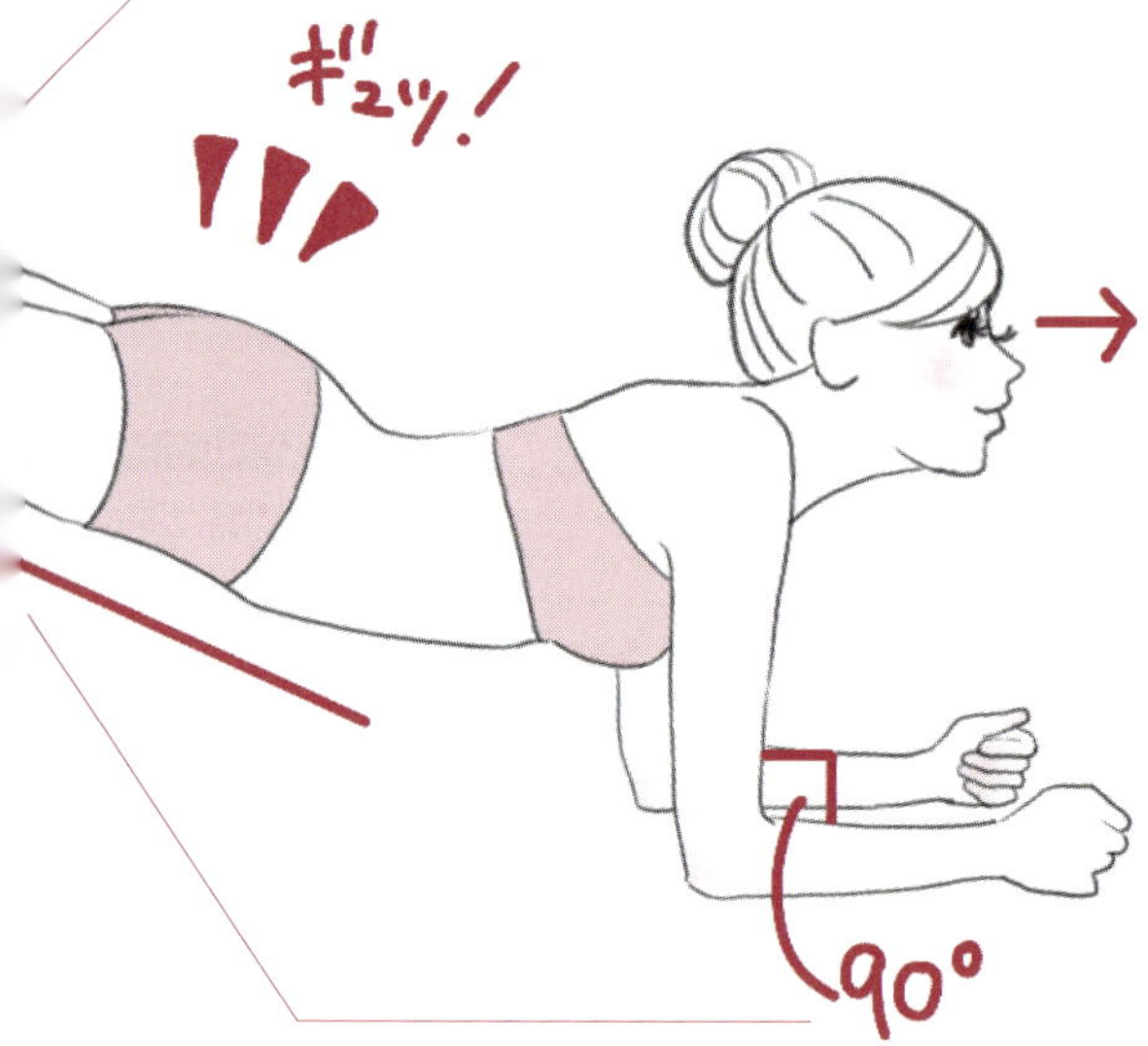

椅子の角が当たって痛い方は
タオルを敷いてください。

◆効果

胸筋強化 **バストケア** **体幹強化**
二の腕引き締め **桃尻効果**

二の腕の引き締め効果の他、胸筋の強化、バストアップ、体幹強化、ヒップアップ効果があります。

◆やり方

①両手を肩幅に開き、床におく。

②片脚ずつ椅子にひざを乗せ、ひざ上10センチくらいのところに、椅子の角がくるようにする。

③**肛門と膣をしっかり締めて、へそ下の丹田《たんでん》とお尻を、床の方へ沈ませる。**

④**ひざを伸ばし、両脚を上げて、背中全体も反らす。**

⑤ひじを90度に曲げ、肩の真下にひじが来るようにする。

⑥目線は正面に来るように顎を上げ、状態をキープし、**腹式呼吸を6回（1分）。**

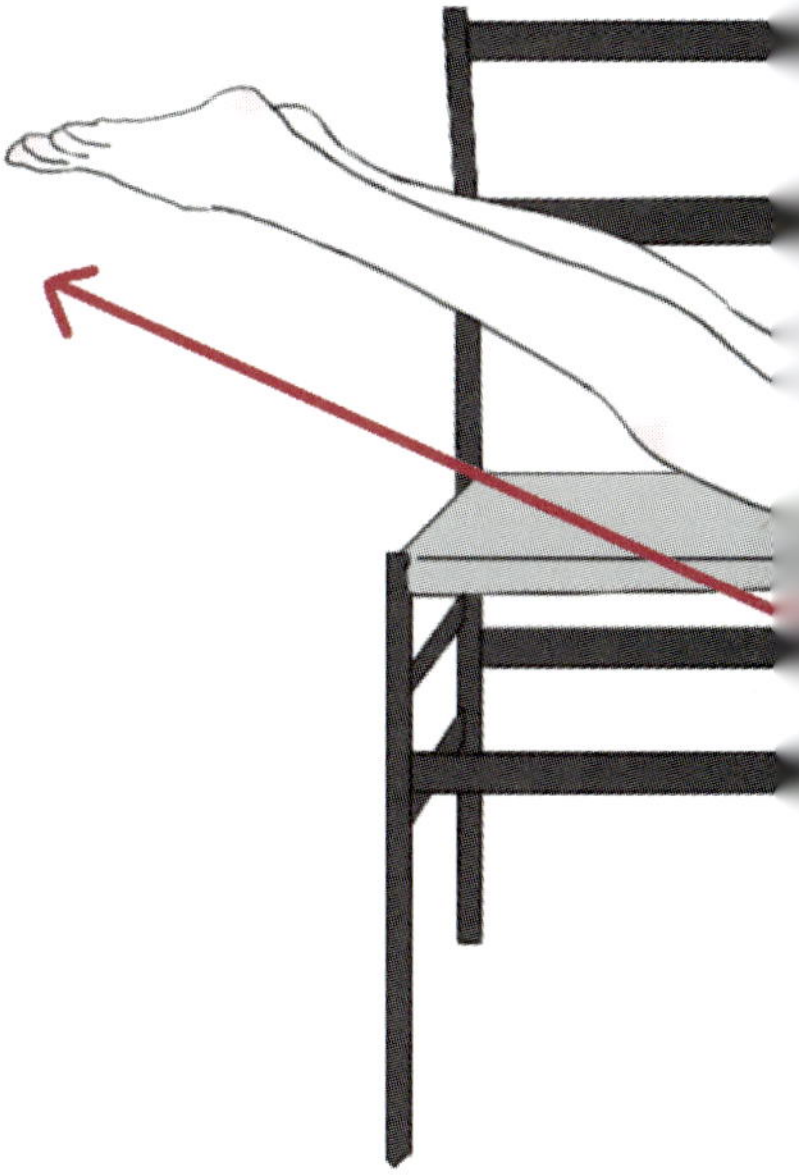

◆Point

「押し車」からの流れで、そのままひじを折って両腕で体重を支えます。バランスボールを使うと更に体幹が強化されます。

鵯越えの逆さ落としとは

15手「鵯越え」のストーリーの続きになりますが、鵯越えの絶壁に立った義経が、兵を率いてその危険な崖を一気に駆け下り、背後から平氏に仕掛け、意表をつかれた平氏は敗北したという実話をなぞってつけられた名前だそうです。背面からアクロバティックに両脚を持ち上げられ、愛撫される体位です。

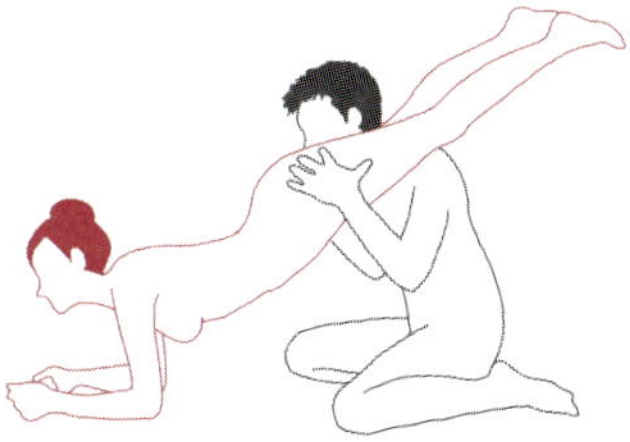

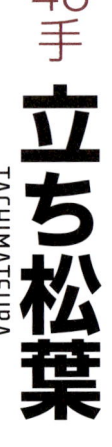

48手 立ち松葉

TACHIMATSUBA

全てのホルモンバランスを整える

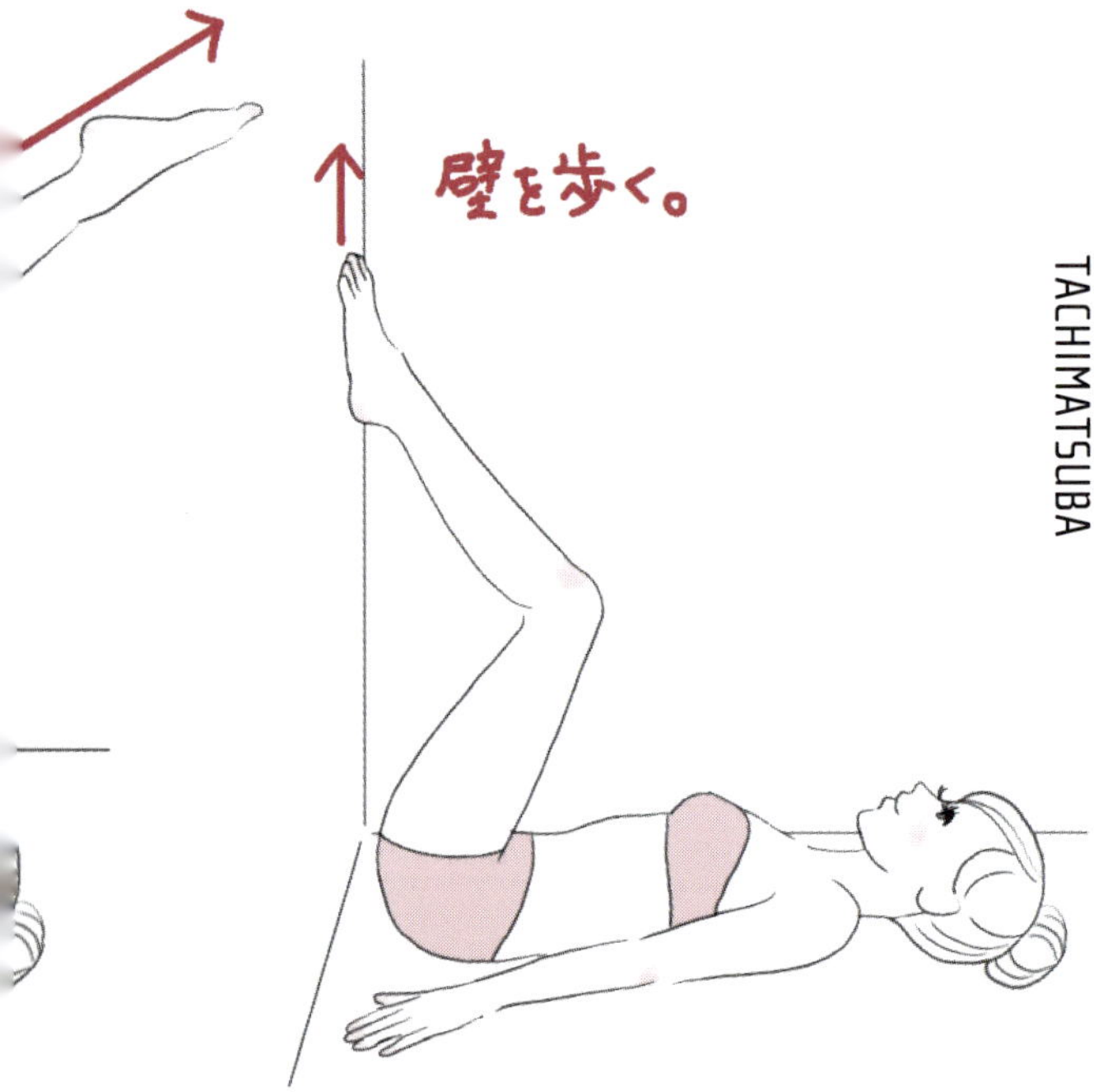

◆効果

ホルモンバランス　自律神経調整　体幹強化　血流アップ　首・肩コリ解消

首の後ろをしっかりストレッチするので、肩コリと首コリを改善、自律神経を調整します。のどにある甲状腺も刺激するので、ホルモンバランスを整え、逆さのポーズで全身の血流を促し、むくみを改善します。カラダ全身の生理機能を調整する最強のポーズです。

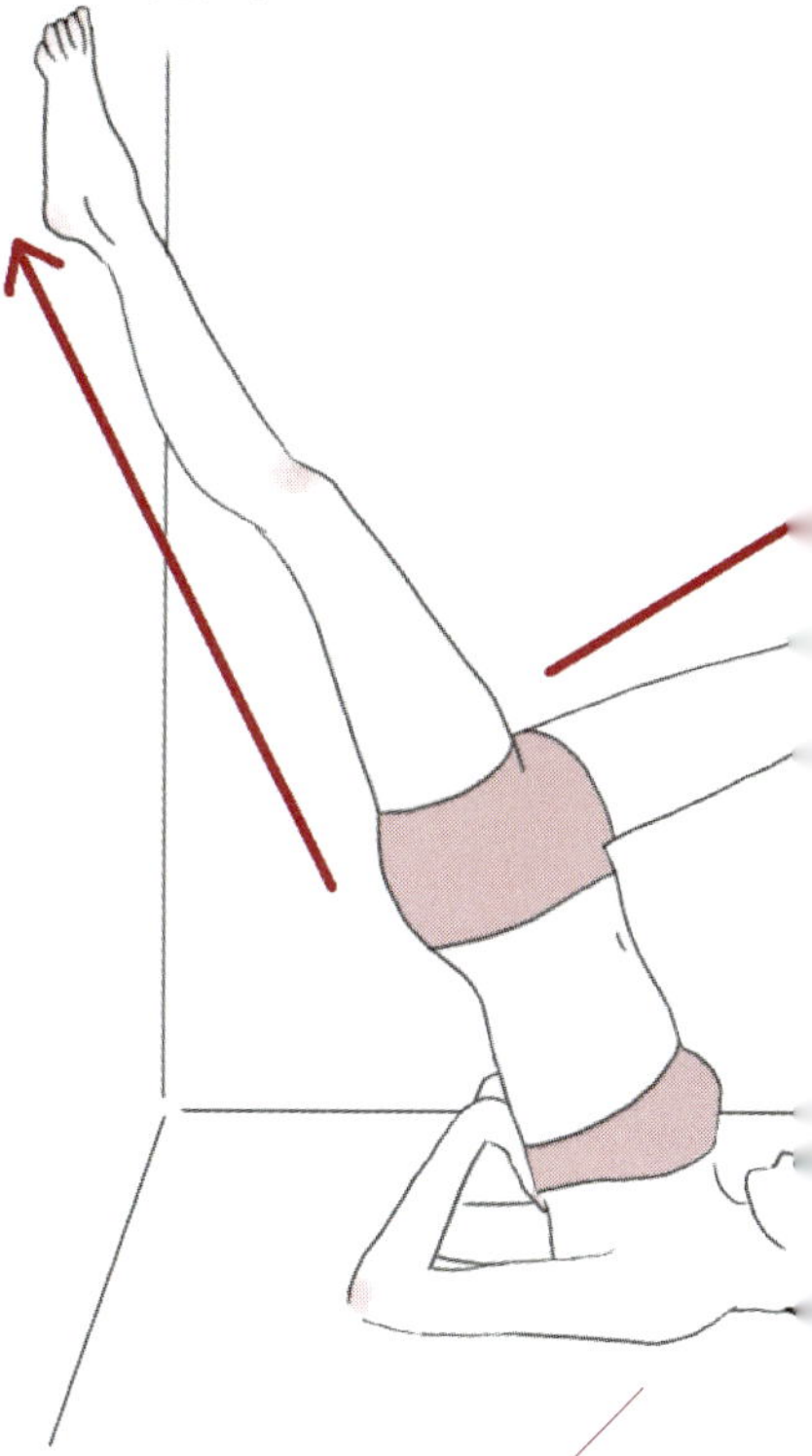

◆やり方

①仰向けになり、**お尻を壁につけ**、ひざを曲げて足の裏を壁につける。

②**肛門と膣を締めて、壁を歩くように**しながら、脚を上げていく。

③ひじを曲げて、手で背中を支えながら、片脚を壁から離し、開脚する。

④状態をキープし、**腹式呼吸を6回(1分)**。

⑤開脚した脚を一度壁に戻し、逆脚もそのまま開脚する。

◆Point

パートナーに全体重を預けてしまうと、首や腰を痛めるので、自分の重心コントロールができるようにしていきます。YOGAの「肩立ちのポーズ」によく似ています。

脊椎に問題のある方は絶対に無理をしないこと。

立ち松葉とは

松葉を立たせた様に比喩したもので、全身を逆さに持ち上げられ、パートナーは立った状態で、抱えた両脚に交差するようにフィットさせる、アクロバティックな体位です。

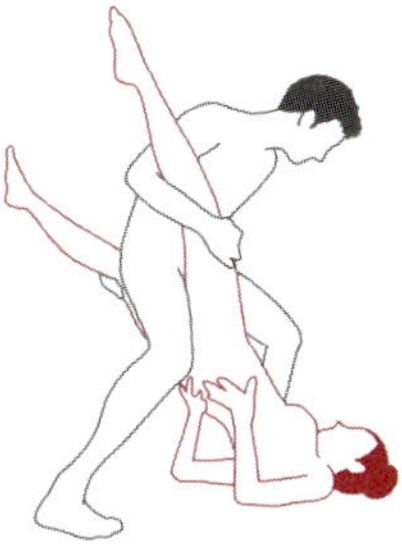

体験者の声

レッスンに参加された方や
ご自宅で試されたという
皆様からのご報告が
続々届いています！

生理痛が改善！

昔から生理不順で重い生理痛でしたが、レッスンに参加するときちんと生理が来て、鎮痛剤も飲まずに済むので助かります。

Rさん28歳女性

妊活に成功！

不妊治療をスタートした頃にネットで知り、プライベートレッスンに申し込みました。体験してみると、無意識に全身力が入っていた自分に気づきました。今では肩こりもなくなり、妊娠もできました!!

Mさん35歳女性

イライラがなくなった！

昔から生理前のイライラが酷く、更年期にヒステリックになるのが怖くて始めたのですが、イライラが出なくなったばかりか、寝つきも良くなり、平和な生活に感謝しています。

Kさん50歳女性

子宮がん治療後に

子宮がん治療後に始めました。最初は、簡単！なんて思いながらやっていると じわじわ〜っと汗が出てきて、普段動かしてない部分に効いてる〜！という感覚になります。がん治療後のむくみも和らぎました。

Nさん43歳女性

代謝が上がった！

とにかく冷えが酷くて汗がかけず、サウナはのぼせて無理だったのが、スタートして半年くらいで汗をかくようになり、サウナも大丈夫になりました。気がついたら3キロ落ちていました。

Yさん38歳女性

第 3 章

1日約10分でOK！
〝効果別〟48手ヨガ
プログラム

若くて美しいことは、自然のいたずら。
年をとっても美しいことは芸術です。
――エレノア・ルーズベルト――

01 膣が締まる

エクササイズ時間：1日9分

1 締め小股（5手）

太ももの筋肉と括約筋を締めつけ刺激する

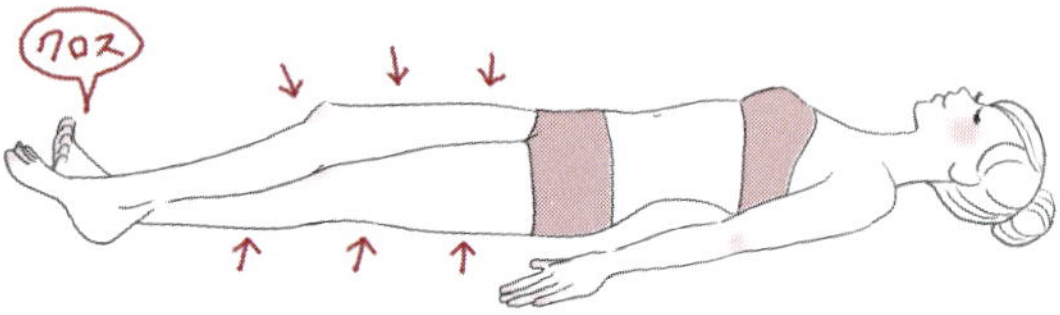

腹式呼吸６回（約１分）

2 梃《て》子《こ》がかり（7手）

しっかり腰を浮かせ肛門と膣の締めつけを強化する

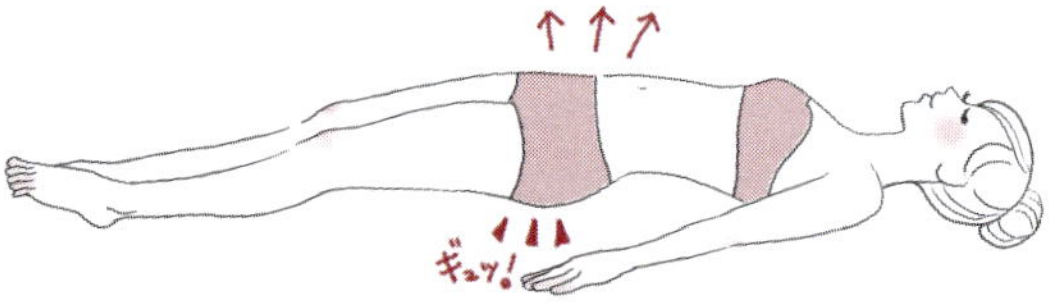

腹式呼吸６回（約１分）

私のレッスンでは、開始20分ほどすると生徒さんたちはちらほら時計を見始めますが、その時に「このポーズは締まりが良くなるよ！」と言うと、皆さん途端にやる気になる一番食いつきの良いフレーズです。

特に産後の方や、アラフォー以降の方のほとんどが、尿もれや、時々ドバッと出るオリモノなどを経験されているようです。もちろん、性生活の上での〝密着度〟も気になるところですよね。〝締まり〟

③ セット行う

3 百閉《ひゃくへい》(31手)

恥骨の前後運動で骨盤底筋を鍛え
膣の締めつけを強化し、内臓の下垂を防ぐ

週に1度~2度のペースで行っていくと、1ヶ月ほどで腰の可動域が広がり、肛門や膣の締めつけ具合も良くなります。

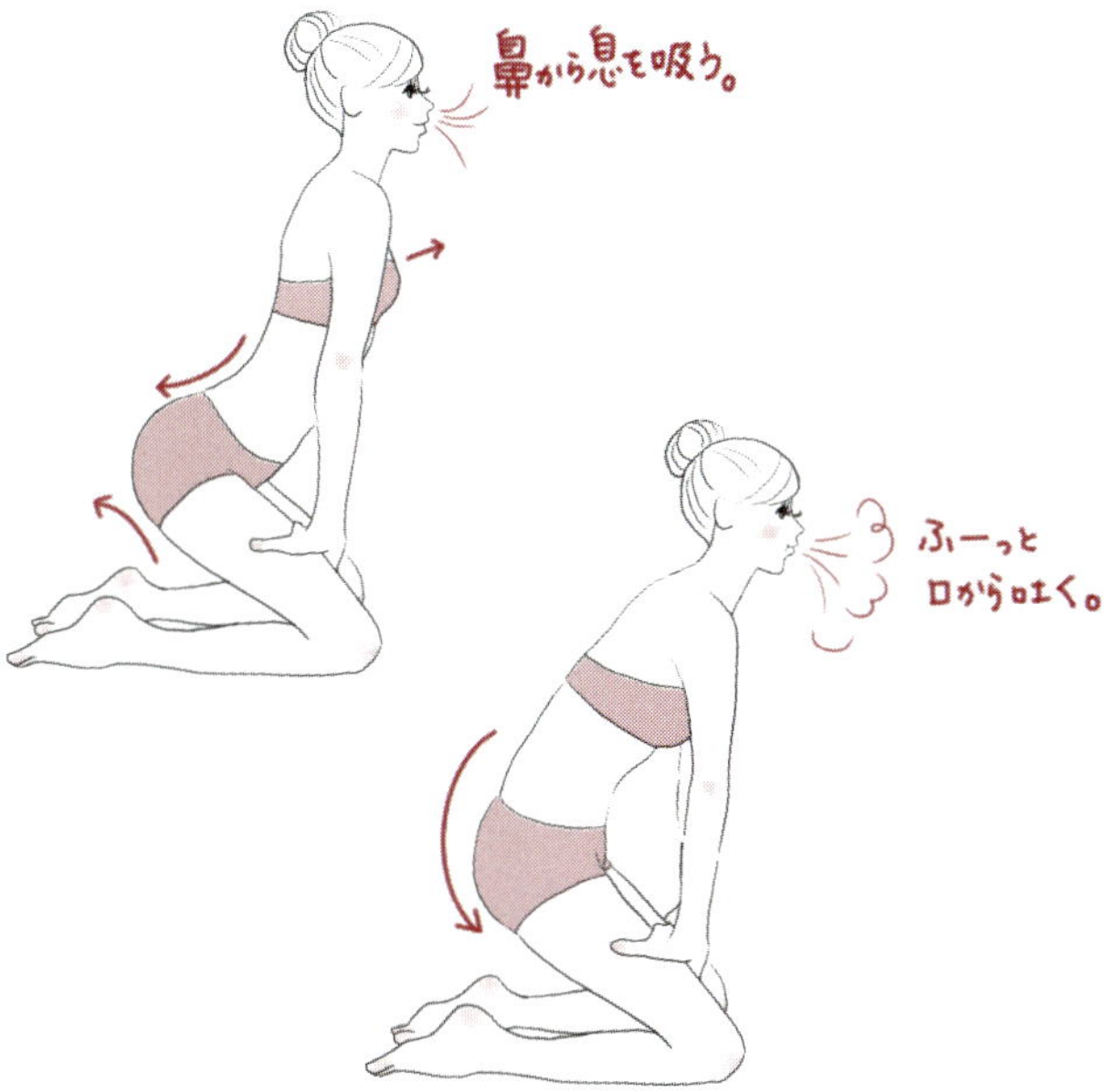

腹式呼吸6回(約1分)

を良くする骨盤底筋や括約筋が弱ると、生活していく上でこのような心配事が増えてしまうのです。

普段の生活では骨盤底筋や括約筋を意識して使うということがほとんどないので、ここはやはり江戸遊女を見習って鍛えていきたいところです。

前述のように、遊女の基本は、《膣を締める》です。この48手ヨガのポージングのほとんどが「尻を締めて膣を締める」から始まりますが、その中でも特に効果的な組合せをまとめました。

①~③を順に3セット繰り返すと全身が温まり、骨盤底筋・括約筋が鍛えられます。

02 桃尻効果

エクササイズ時間：1日9分

1 燕《つばめ》返し（13手）

片尻ずつしっかりヒップアップ

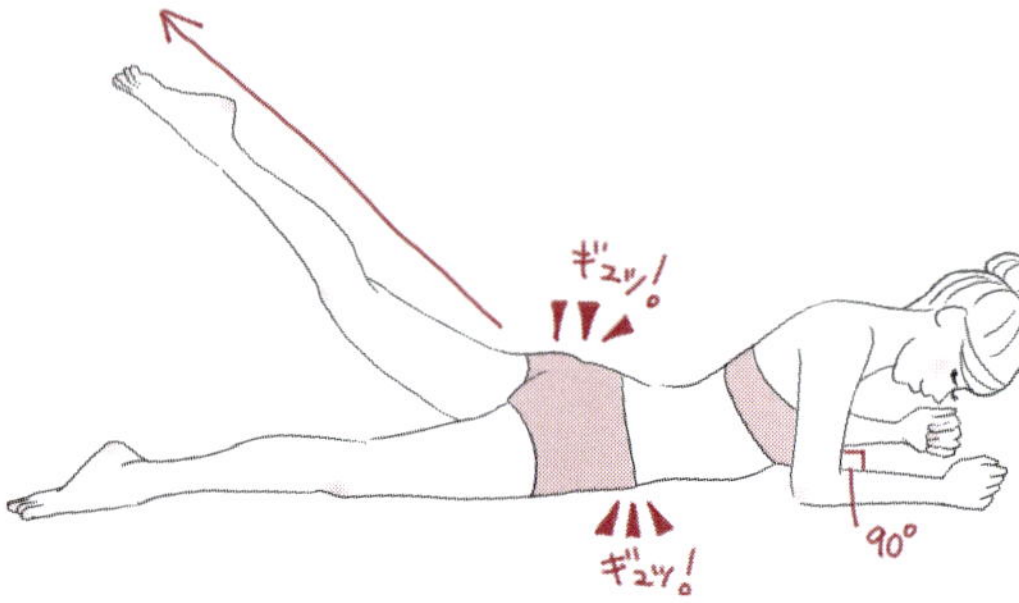

腹式呼吸６回（約１分）

2 立ち花菱《はなびし》（18手）

お尻全体にギュッと力を入れてお尻を鍛える

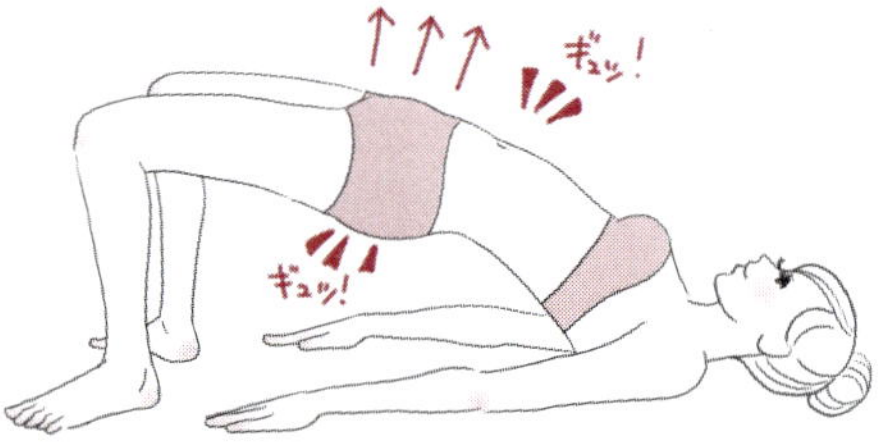

腹式呼吸６回（約１分）

人間が本能的にセックスアピールとして受け取るのは、やはり「お尻」ではないでしょうか。いろいろな国の方とお話してみると、女性としての魅力を感じるのは「ヒップ」だと答える方が多いです。特に南米では、「美尻大会」が催されており、美尻整形をする方もいらっしゃるくらいです。

レッスンが終わる頃には、生徒さんのヒップラインがキュッと上がり、位置が高くなっているのが分かります。生

3 セット行う

即効性があるのでパンツスタイルの日にはおススメです。回を重ねることで、継続的に桃尻を育てていきましょう。

3 吊り橋（35手）

しっかり肛門を締めて両尻をメイクする

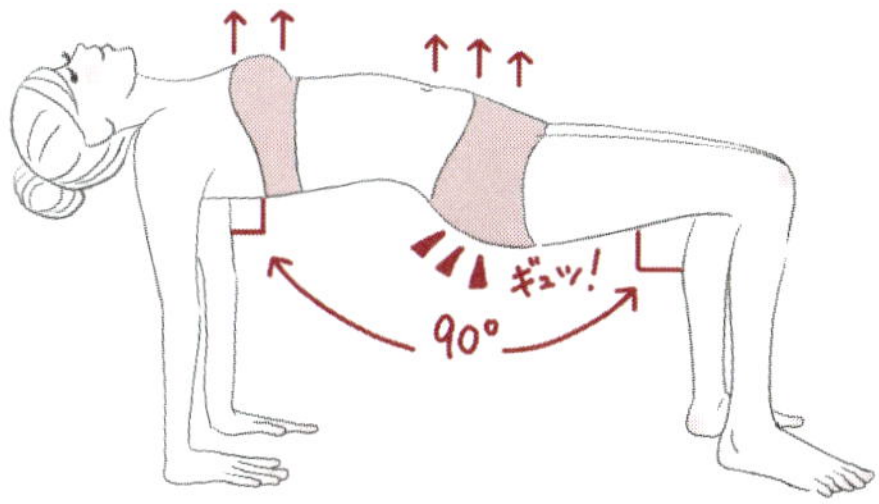

腹式呼吸６回（約１分）

徒さん自身もレッスン後には「おぉ〜！」と言いながら、鏡の前で左右にカラダを振りながら何度もヒップをチェックしています。速効性があるのは嬉しいですね。

私たちアジア人はお尻が平たく、トレーニングをしないとどんどん四角くピーマン型に垂れてしまいますので、「膣締め」同様に肛門括約筋とお尻の筋肉である殿筋を鍛えてヒップアップし、**パンツスタイルが似合う「カッコイイ桃尻」**をメイクしていきましょう。肛門すぐ近くにある尾てい骨は「第一チャクラ」と言われ、「生命力の源」とされていますので、尻締めて生命力もアップです。

03 バストアップ効果

エクササイズ時間：1日9分

1 後ろ櫓《やぐら》(41手)

胸筋を広げて巻き肩を解消

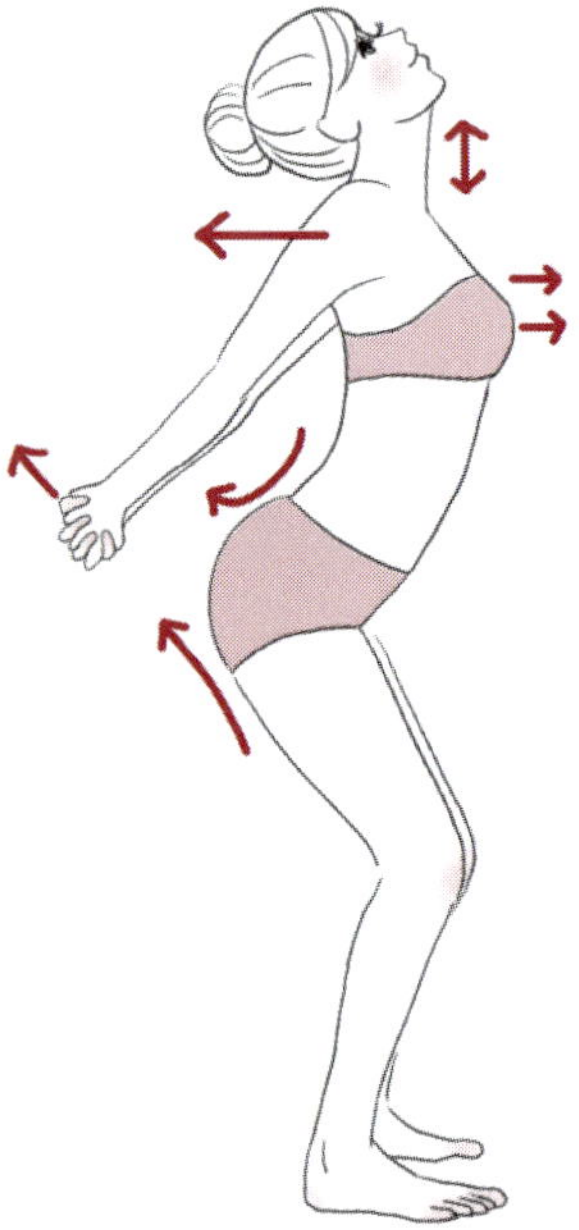

腹式呼吸6回(約1分)

特に薄着の季節になると、「バストケア」についてのご相談が増えます。大きい方は、「垂れないようにしたい」、小ぶりな方は「少しでも大きくしたい」とおっしゃいます。小さい胸でお悩みの方は、痩せすぎていないかチェックする必要があります。ＢＭＩや体脂肪が極端に低くないか、健康診断の結果を確認してみてください。胸は脂肪と乳腺でできているので、ほどよい脂肪は必要です。体脂肪が20パーセント以下の方は、胸に

3 セット行う

週に2~3回ほど行うと、1ヶ月ほどで胸筋と二の腕の引き締め効果が実感できます。

2 押し車（46手）

両腕で体重を支え、胸筋を鍛える

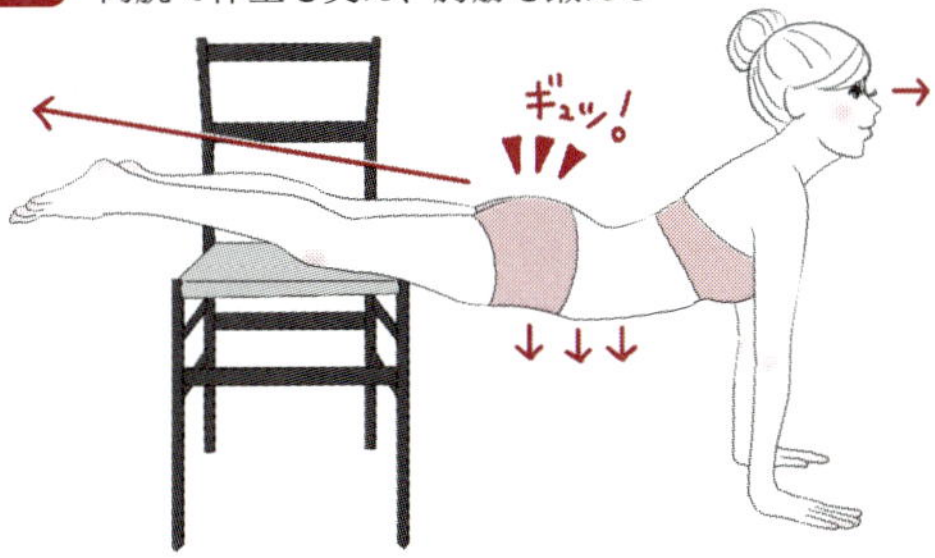

腹式呼吸6回（約1分）

3 鵯《ひよどり》越えの逆落とし（47手）

胸筋を強化し二の腕をスッキリ

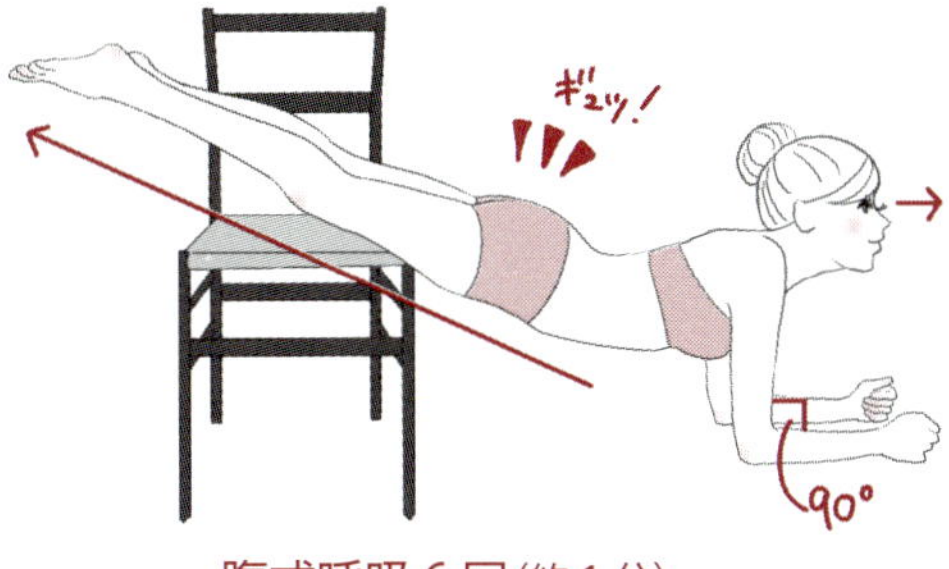

腹式呼吸6回（約1分）

なる脂肪どころか、生理不順になり、ホルモンバランスを崩す原因にもなりますので、気をつけてくださいね。

少しでも胸を大きくしたい方は、レッドクローバーなどの女性ホルモン作用のあるサプリメント（※治療中の方、ピル服用の方、アレルギーのある方は医師に相談してください）を試されるのも良いかもしれませんが、まずは、**胸周りのリンパケアと、胸筋をしっかり鍛え**、少しでも垂れない胸、張りのある綺麗な形の胸をメイクしていきましょう。

普段の生活で胸筋を使う動作は少ないので、**〝垂れ乳防止〟**の為にも是非意識的に行っていただきたい内容です。

04 便秘解消とダイエット効果

エクササイズ時間：1日12分

ダイエットと便秘を同時に解消するヒントは、実は「時間帯」にあります。これは、レッスンに参加した生徒さん20名を対象に、レッスンを行った時間ごとにカラダの変化をヒアリングしてデータをとったのですが、午後1時から50分間行ったレッスンよりも、**朝8時から30分だけ行ったレッスンの方が、翌朝の体脂肪と体重が減少したのです。**更には、レッスン後の排便効果、膨満感の解消も高かったのです。

1 窓の月（4手）

お腹をねじって内臓を刺激する

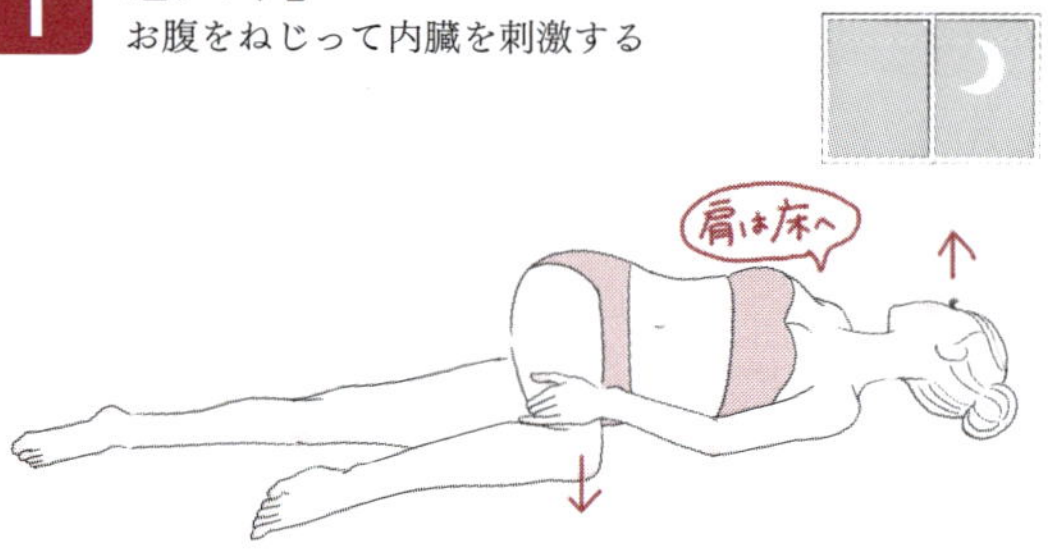

腹式呼吸6回（約1分）

2 深《み》山《やま》（20手）

デトックス＆便秘解消のツボが集中するふくらはぎを刺激する

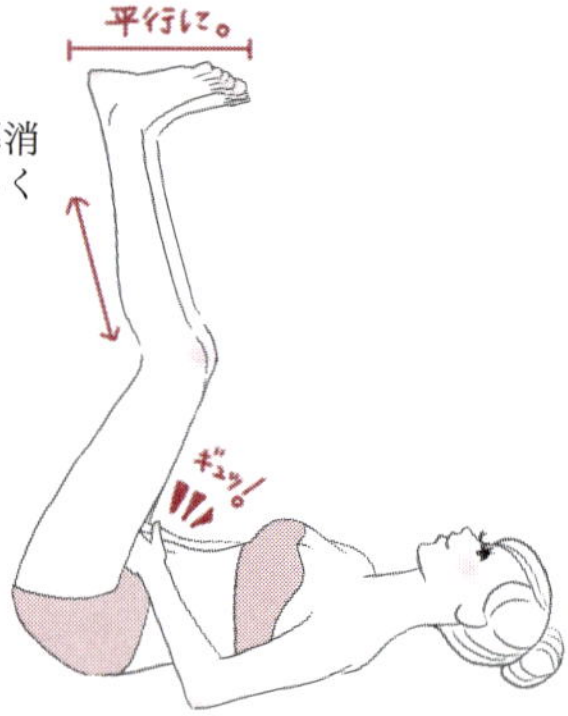

腹式呼吸6回（約1分）

3 セット行う

便秘の時は特に、深い腹式呼吸をしながらゆっくり行ってください。朝起き掛けにやっていただくと朝からスッキリします。

3 帆かけ茶臼《ちゃうす》(38手)

腹筋と体幹を鍛えてポッコリお腹を解消する

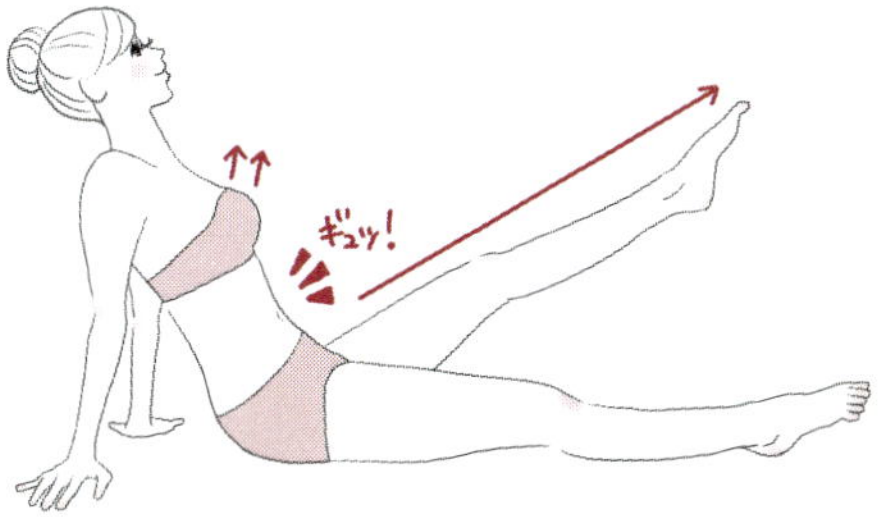

腹式呼吸6回(約1分)

4 達磨《だるま》返し(16手)

リラックスをしながら“ガス抜き”をしてスッキリ

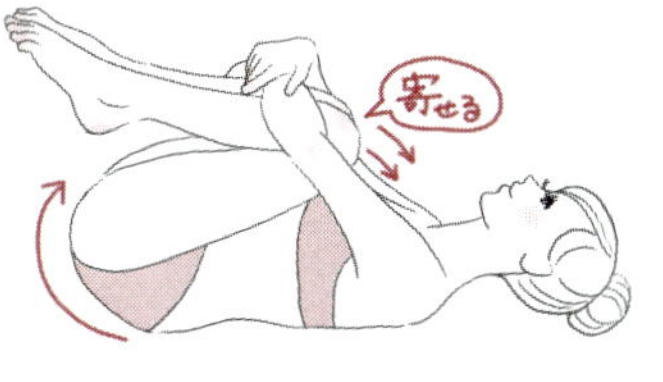

腹式呼吸6回(約1分)

アーユルヴェーダにおいて**「朝は排出の時間」**とされ、早朝の空腹時にヨガを行うのが好ましいとされていますが、まさにそれを証明した形となりました。私自身も、朝クラスをスタートしてから、気付いたら半年で10キロも減量していました。

大腸がんは日本人女性の死因ナンバーワンなので、便秘解消は必須です。便秘になると慢性的な疲労感と倦怠感、肌荒れ、気分障害など、良いことがひとつもありません。リラックス神経を刺激し胃腸を活性化させて便秘をしっかり解消し、美しいウエストラインをメイクしていきましょう。

1 鶯《うぐいす》の谷渡り（2手）

デトックスの経絡である脇腹のリンパケア

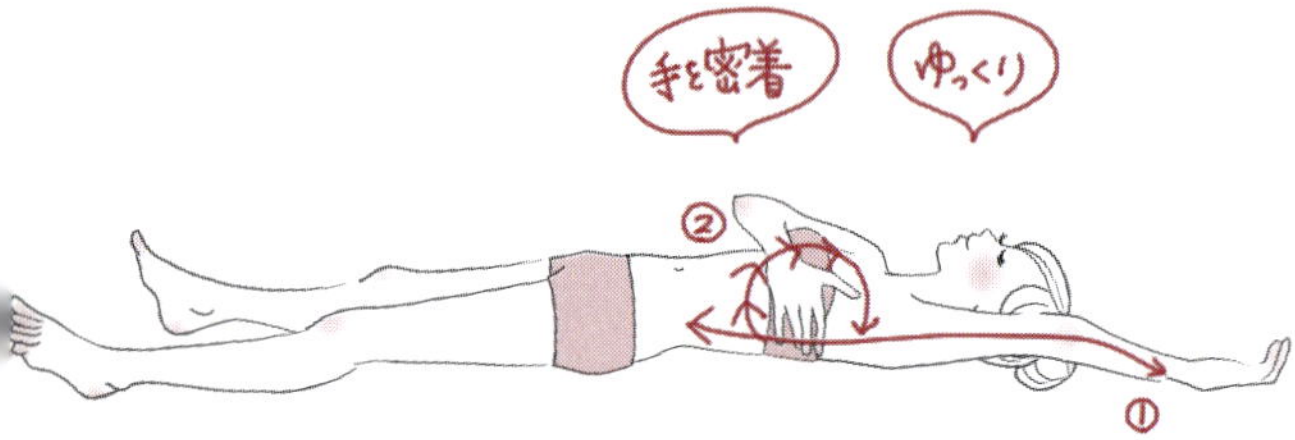

腹式呼吸６回（約１分）

2 寄り添い（3手）

太もものむくみや冷えを緩和させるリンパケア

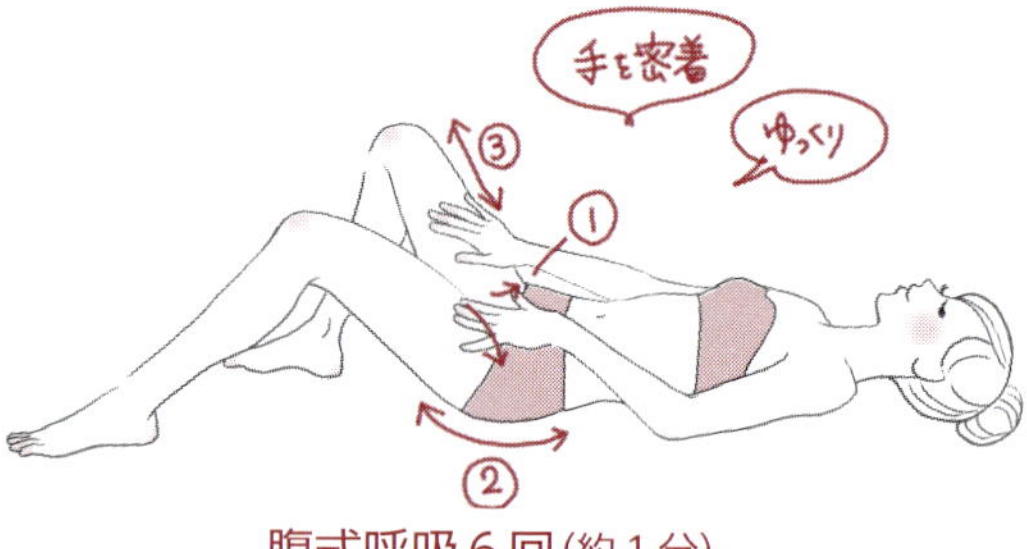

腹式呼吸６回（約１分）

05 次の恋への準備

～下着が似合う体づくり～

エクササイズ時間：1日12分

私自身、長かったホルモン治療で10キロ増加した時は、好きな洋服を着ても思った感じとは全然違って、鏡を見るのも嫌でした。ましてや下着姿なんてとんでもない！　それが48手ヨガで痩せてから、洋服がイメージ通りに着れるようになったのはもちろん、**背中や腰の肉に食い込まずに、キレイに下着が着こなせるようになったのは一番うれしいギフトでした。**

ぽっちゃりとむくみやすかったある生徒さんには、日ご

3 セット行う

むくみやすい方は週に2〜3回ペースに。
寝起きの空腹時や、お風呂上りがオススメ。
背中にじんわり汗が出るくらいまで
やっていただくと理想的です。

3 撞《しゅ》木《もく》反《ぞ》り(22手)

背中を引き締め"気"と血の巡りをアップさせる

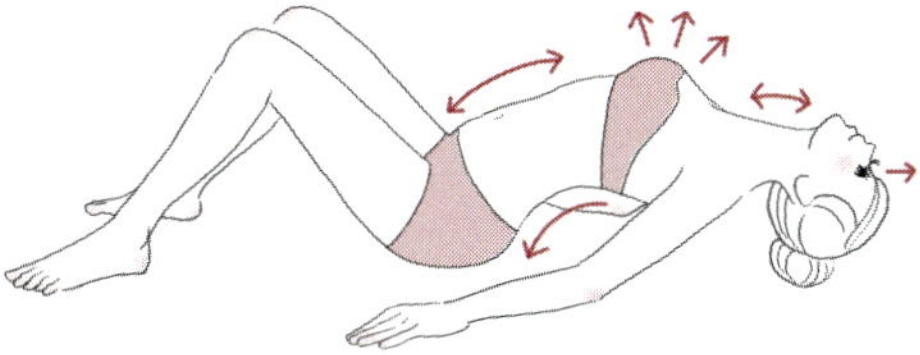

腹式呼吸6回(約1分)

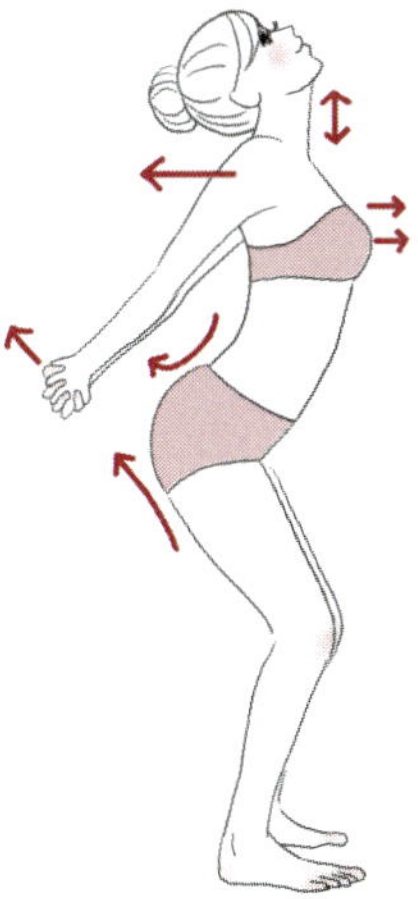

4 後ろ櫓《やぐら》(41手)

さらに背中を引き締め"気"と血の巡りをアップさせる

腹式呼吸6回(約1分)

ろのケアとしてこちらの組み合わせをアドバイスしました。**2日に1回続けてもらうと、3ヶ月後には明らかに背中がほっそりしました。**その頃から露出度の高い練習着にパワーアップしていき、今ではほとんど下着姿でレッスンしています(笑)。「内気そうな女の子」という第一印象は消え、今では笑顔も増えて「初めて自分に自信が持てた気がする」と言ってくれたのは本当にうれしい言葉でした。そしてなんと人生初の「告白」をしたと！ **自信を手に入れた女性は強い！「そうか、下着の似合うカラダは、恋を引き寄せるんだ」と生徒さんに気付かされた出来事でした。**

06 ホルモンバランスが整う

エクササイズ時間：1日8分

ホルモンとは女性ホルモンだけでなく、睡眠ホルモン、成長ホルモンなど、現在分かっているだけでも１００種類ほどのホルモンの絶妙なバランスにより、私たちのカラダの恒常性が保たれています。どれを崩しても、太ったり、痩せたり、やつれたり、病気になったりと、私たちのカラダはホルモンに支配されているのです。

　女性ホルモンは20代後半から30歳頃をピークに減少していくと言われています。実際

1 百閉《ひゃくへい》（31手）

腰の可動域を広げ子宮周りの血巡りを良くする。

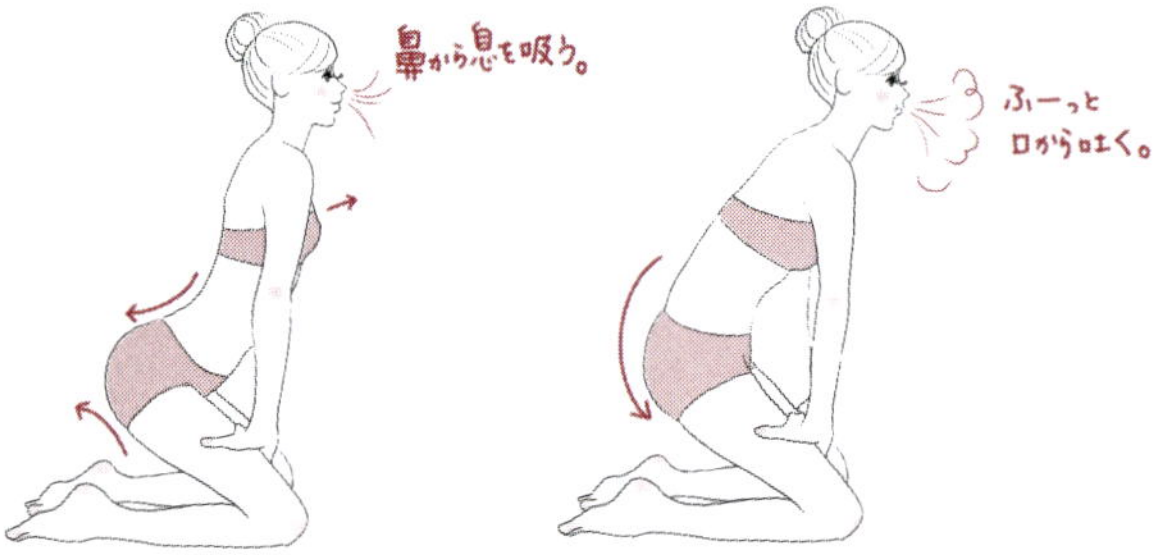
鼻から息を吸う。
ふーっと
口から吐く。

腹式呼吸１０回（約2分）

2 立ち花菱《はなびし》（18手）

あらゆるホルモン機能を刺激する

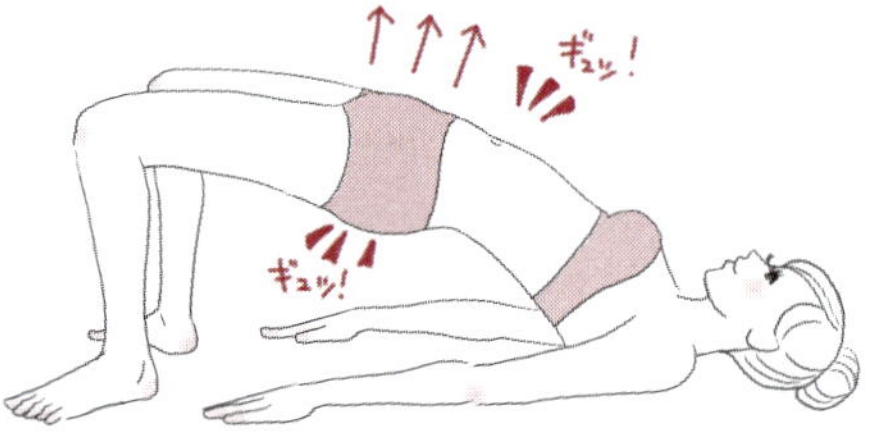
ギュッ！
ギュッ！

腹式呼吸１０回（約2分）

1 セットでOK

就寝前の日課にしていただくと、3週間ほどでカラダの変化に気づけるはずです。

3 立ち松葉（48手）

すべてのホルモン機能と恒常性機能を整える最強のポーズ

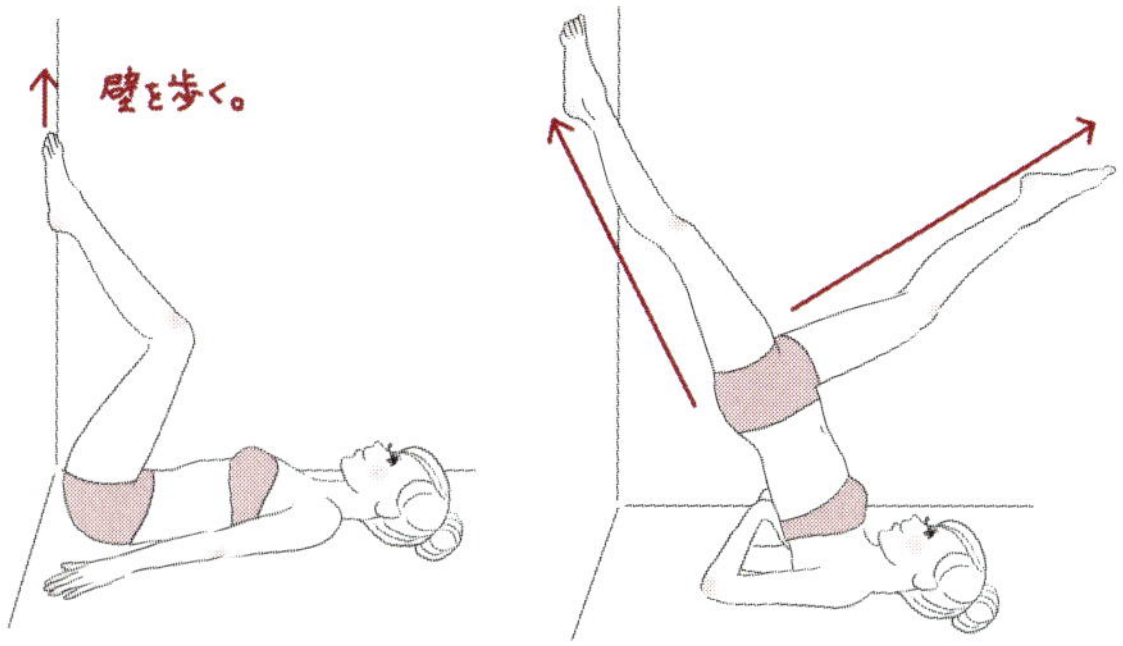

腹式呼吸10回（約2分）

4 二つ巴《どもえ》（9手）

心身をリラックスさせ自律神経を整える

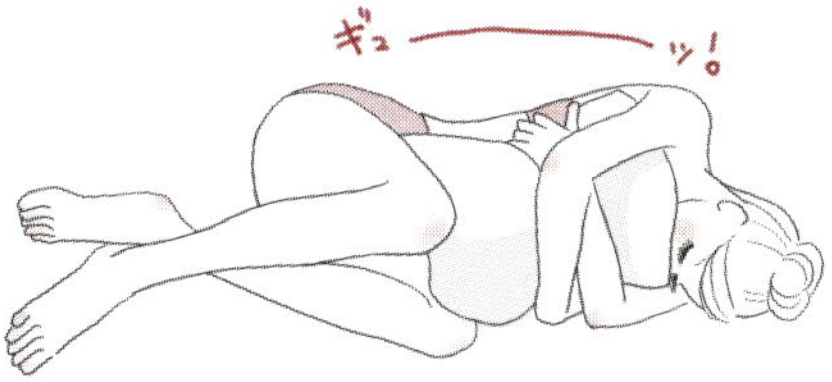

腹式呼吸10回（約2分）

この頃を境に、「痩せにくくなった」「代謝が落ちた」「イライラや生理時の貧血が酷くなった」など、カラダの変化に関するご相談が多くなります。

この項では「甲状腺ホルモンの数値が正常になった」「卵子の状態が良くなって妊娠した」「イライラがなくなった」等のご報告が多かったポージングをまとめました。

ちなみに私は、毎晩必ず「立ち松葉」が日課です。毎日体調がいいのはもちろん、**甲状腺ホルモンの〝橋本病〟の危険性があるホルモン数値がやや高ったのですが、半年ほどで正常値に安定しました。**

07 睡眠の質が上がる

エクササイズ時間：1日6分

1 茶臼《ちゃうす》のばし（10手）

お腹の大きな筋肉を伸ばして血巡りアップ

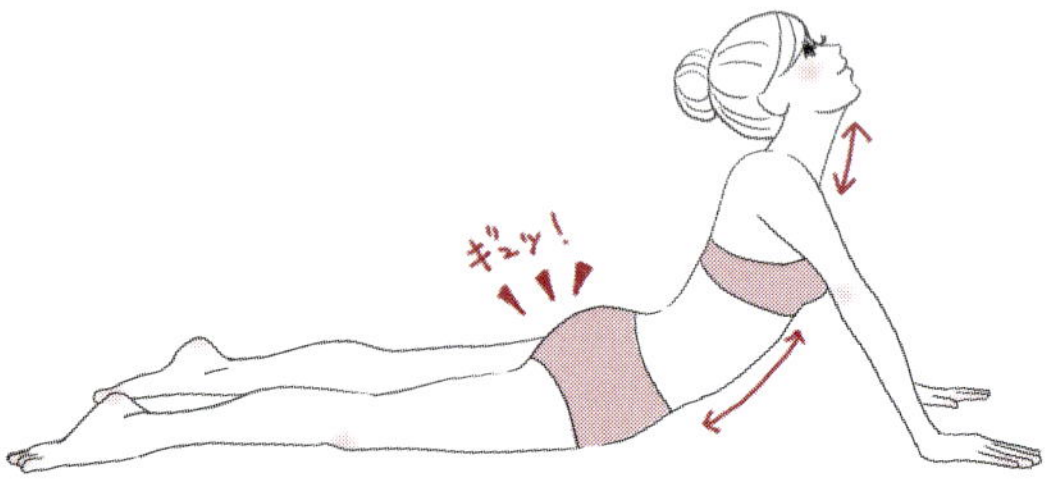

腹式呼吸10回（約2分）

2 千鳥《ちどり》（21手）

太ももの大きな筋肉を伸ばして血巡りアップ

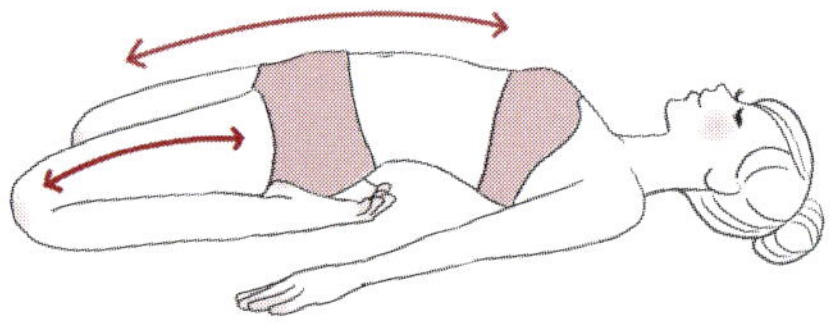

腹式呼吸10回（約2分）

序章でもお話しましたが、48手ヨガを初めて行った際一番に実感したのが「睡眠の質の向上」でした。**幼少期から寝つきが悪く朝が苦手、こんな不眠生活ベテランな私ですらグッスリ眠れて翌朝スッキリ！　これには驚きました。**

以前、オリンピック選手の筋肉測定をされているスポーツドクターとある番組でご一緒させていただき、寝る前にやるとよいと勧められたのがまさにこのポージングの組み合わせでした。ポイントはや

3 しがらみ（1手）

心身深くリラックスし副交感神経を優勢にする

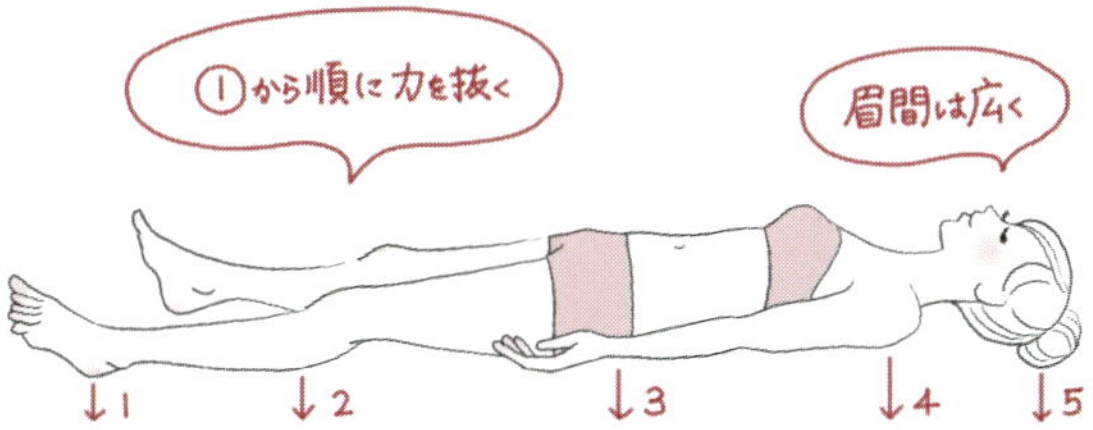

腹式呼吸10回（約2分）

① セットでOK

大きな筋肉をストレッチすることで血流が良くなり、カラダが温まります。寝つきが悪い方はお風呂上がりがオススメ。

はり、**「リラックス神経である副交感神経を優勢にし、血流を促す」**ということです。

睡眠は疲労回復やストレスの解消だけでなく、情報や記憶の整理、ホルモン分泌、免疫力の向上など、生命活動の維持と、生活の質を上げることにおいても重要な、リセット時間です。「ストレスで入眠が悪く、寝ても疲れが取れない」「寝てもすぐに目が覚めてしまう」「寝起きが悪く、朝から怠い」などの症状がある方、睡眠の質が悪いと頭痛、うつ症状、イライラ、体臭、集中力の欠如や怪我にも繋がりますので、しっかり睡眠の質を上げていきましょう。

おわりに

私が3歳の頃、祖母が通う鍼灸《しんきゅう》院へ付いて行っては、祖母の背中で静かに燃えゆくヨモギの火を見るのがとても好きでした。院内は薄暗くお灸の煙に包まれ、ゆっくり流れる時間と香りに癒された幼い記憶が今でもはっきりとあります。

思い起こせば、この頃から東洋医学への探求が始まっていたのかもしれません。院内に貼ってある全身経絡《けいらく》図を眺めたり、足つぼの図を見て覚えて帰っては、父を実験台に練習してみたりしていました。

そして、幼少期の愛読書は、人体図鑑でした。私の母は看護師上がりの養護教諭だったのですが、探求心が非常に強く、自宅のリビングには何かの動物の頭蓋骨や顎の骨、ある時にはホルマリン漬けの牛の目玉がテーブルに置いてあったこともありましたので、遊びに来たお友達はさぞかし不気味に感じたことと思います（笑）。

中学の思い出といえば、肺がんで闘病生活をしていた父の介護でした。2年半の闘病生活で、がん患者のケアと、看取るということを学びました。中学3年の夏に、父は40代の若さで他界してしまいましたが、「人間は必ず死ぬんだ」ということを教えてくれました。

どんな人でも必ずお迎えは来ますし、生まれた瞬間から死に向かって歩み始めます。限られた人生、「いかに生きるか、いかに死ぬか」がとても大事な課題なんだと知りました。いかに人生を豊かに生きるかは、「肉体的な健康」「精神的な健康」、これに尽きると思います。

大学と専門学校では心理学を専攻していたのですが、当時の世の中の風潮は「アンチ東洋医学」でした。学校では現代医学を学んでいましたので、先生からは「科学で証明されていないことは信ずるな」と教育されましたが、私の体質を根本的に改善してくれたのは、紛れもなく東洋医学でした。

起業する前は在宅介護の仕事をしており、本当にあらゆるご病気や症状の患者さんを担当させていただきました。この時も、独学で学んできた東洋医学の食事の豆知識やマッサージを少し取り入れるだけで随分と喜ばれたものです。

そして今、現代医学界でも東洋医学の素晴らしさが再確認されてきています。そもそも、現代医学と東洋医学では得意分野が違います。海外ではこの両者のそれぞれの得意分野で患者をケアしようと「統合医療」が当たり前の国もあります。総合病院の中には「アーユルヴェーダ科」があり、現代医学ではケアしきれない治療のアフターケアや予防の分野をカヴァーします。

今回、〝四十八手〟を取り上げたのも、その効果はもちろんのこと、日本に伝わるユーモラスで、かつ素晴らしい歴史的な医学があるということを皆さんに知っていただきたかったのと、それからやはり、「性愛」に対して「俗」というイメージが先行する現代、「性愛」への認識や大切さを改めて考えるきっかけになれたらというふたつの思いでした。

心理学、そしてカラダについて学び、仕事を通じて様々な方々に関わっていくと、体質改善、疲労回復、心の安定、体調の安定などの健康は、結局のところ「自律神経を整える」が基本ということが分かってきます。

更には、自律神経を整えるのに最も重要なことは、「安心感」が得られストレスのない状態になることであり、それには「愛着形成＝肌と肌を触れ合うアタッチメント」が必要だということに、どこから切り込んでも辿り着くことに気がつきます。

４歳までに人間の基本的な人格が完成されるといいますが、愛着形成はその核となる部分です。子どもの頃は、親に頭を撫でてもらって安心するといった家族からの愛情、自立してからは仲間や友達らと親切心や信頼関係を築いていく精神的な愛情、そして、愛するパートナーと育む愛と体温やぬくもりの共有です。

実際、私の運営するアーユルヴェーダサロンでは、自律神経失調症で10種類ものお薬を服用していた方が、一度のオイルトリートメントで体調がみるみる良くなり、施術の度にお薬の服用量が減り、体調が戻ったという方が何人かいらっしゃいます。サロンでの施術も、セラピストとお客様との体温やぬくもりの共有であり、いかに〝お手当て〟が効果的かというのが分かります。

性愛を含め、愛情やぬくもり、親切心は、人が健康に生きる上で絶対的になくてはならないものなのです。

〝男性〟か〝女性〟かの性別は個人が決める事で、私的にはどうでもよいと考えていますので、本書では「パートナー」という表現で書かせていただきました。ご自身の身体をケアし、大切にしていただきながら、愛するパートナーとの充実のために使っていただけたら幸いです。

心から、皆さまの心とカラダの、愛あふれるご健康をお祈りしております。

今回、このような企画を取り上げてくださった駒草出版の杉山編集長とのご縁に、心から感謝いたします。

株式会社ロサ代表取締役／日本女性ヘルスケア協会長　鈴木まり

おもな参考文献

・『医心方房内 現代語完訳』丹波康頼撰（吉田隆訳）芳賀書店
・『医心方事始 日本最古の医学全書』槇佐知子 藤原書店
・『官能美術史』池上英洋 ちくま学芸文庫
・『バートン版 カーマ・スートラ』ヴァーツヤーヤナ（大場正史訳）角川文庫
・『春画の色恋 江戸のむつごと「四十八手」の世界』白倉敬彦 講談社学術文庫
・『江戸の性生活 夜から朝まで』歴史の謎を探る会 KAWADE夢文庫
・『エロティック日本史』下川耿史 幻冬舎新書
・『図説 吉原事典』永井義男 朝日文庫
・『図解 吉原遊郭花魁の秘密』小菅宏 綜合図書
・『ヴェールを脱いだインド武術』伊藤武 出帆新社
・『アーユルヴェーダとマルマ療法』
ディヴィッド・フローリー/スバーシュ・ラナーデ/アヴィナーシュ・レーレ（上馬塲和夫・西川眞知子訳）産調出版
・『チャクラバイブル』パトリシア・マーシア（田嶋怜訳）産調出版
・『YOGAポーズ大全』Satori Sankara /久保玲子監修 成美堂出版
・『ぜんぶわかる動作・運動別 筋肉・関節のしくみ事典』川島敏生著/栗山節郎監修 成美堂出版
・『筋・骨メカニクス リハビリ、スポーツのための機能解剖学』山口典孝/左明 秀和システム
・『人体 ミクロの大冒険』坂元志歩/高間大介/伊達吉克/NHKスペシャル取材班 NHK出版
・図録『特別展 人体 神秘への挑戦』国立科学博物館
・セックス四十八手完全ガイド panpan（webサイト）
・『四十八手 作画48』sakuga48（電子書籍）
・慶應義塾大学医学部「脳梗塞における病態進行の仕組みを解明」
吉村昭彦教授研究チーム（webサイト）

[著者紹介]

鈴木まり *Mari Suzuki*

日本女性ヘルスケア協会長。株式会社ロサ代表取締役。JOHORETCH（ジョホレッチ）®開発者。日本アーユルヴェーダ学会員。アーユルヴェーダマイスター（日本セラピスト＆マイスター協会認定）。国際薬膳師／中医薬膳師。アーユルヴェーダサロンROSAにてセラピスト、心のカウンセラー、ジョホレッチインストラクターとしても活動。2010年「首都圏ベストセラピスト」に掲載される。クライアントは国内だけでなく、NYやドバイなど海外からも多く、既に5,000名を超え、リピート率は80%を超える。コラム執筆、雑誌監修、著名人やタレント等へのプライベート指導も行っている。

■アーユルヴェーダサロンROSA王子神谷　http://ayur-rosa.com/
■ジョホレッチスタジオ六本木　https://www.johoretch.com/
■ホルモンバランス管理アプリ　「女ホルン」

48手《しじゅうはって》ヨガ 江戸遊女に学ぶ女性ホルモンと体力活性法

2018年10月29日　第1刷発行
2018年12月19日　第2刷発行

著　者　鈴木まり
発行人　井上弘治
発行所　**駒草出版** 株式会社ダンク出版事業部
〒110-0016　東京都台東区台東1-7-1邦洋秋葉原ビル2階
電話　03-3834-9087
http://www.komakusa-pub.jp
印刷・製本　シナノ印刷株式会社

カバー＆本文デザイン・DTP　オフィスアント
カバー＆本文イラスト　江田貴子
オビ撮影　中村光博
編　集　杉山茂勲（駒草出版）

ISBN978-4-909646-07-1